Nitika Malik
Vishal Bansal
Apoorva Mowar

Gestão de cristas comprometidas em Implantologia

Nitika Malik
Vishal Bansal
Apoorva Mowar

Gestão de cristas comprometidas em Implantologia

Imprint

Any brand names and product names mentioned in this book are subject to trademark, brand or patent protection and are trademarks or registered trademarks of their respective holders. The use of brand names, product names, common names, trade names, product descriptions etc. even without a particular marking in this work is in no way to be construed to mean that such names may be regarded as unrestricted in respect of trademark and brand protection legislation and could thus be used by anyone.

Cover image: www.ingimage.com

This book is a translation from the original published under ISBN 978-620-2-00382-7.

Publisher:
Sciencia Scripts
is a trademark of
Dodo Books Indian Ocean Ltd. and OmniScriptum S.R.L publishing group

120 High Road, East Finchley, London, N2 9ED, United Kingdom
Str. Armeneasca 28/1, office 1, Chisinau MD-2012, Republic of Moldova, Europe
Printed at: see last page
ISBN: 978-620-7-69091-6

Índice:

GESTÃO DE CUMES COMPROMETIDOS EM IMPLANTOLOGIA

POR - DR. NITIKA MALIK

<u>INTRODUÇÃO</u>

Em 1965, Branemark colocou o primeiro implante dentário de titânio. O tratamento com implantes dentários deve ser sempre efectuado tendo em conta a estética[1] , o que requer uma forma adequada do dente e perfis estáveis dos tecidos moles circundantes. Embora os implantes dentários sejam fiáveis para substituir dentes em falta, ainda é considerado um desafio colocá-los em locais comprometidos com resultados eficazes. Para qualquer colocação de implante, deve existir uma largura e altura suficientes de osso no local recetor para obter resultados funcionais a longo prazo. O volume ósseo é frequentemente reduzido devido ao tempo prolongado após a perda de dentes antes da colocação do implante ou devido a periodontite ou trauma[2] . Após a extração do dente, ocorre uma perda média de osso alveolar de 1,5 a 2 mm (vertical) e 40-50 % (horizontal) no prazo de 6 meses[3] . A maioria das alterações da dimensão alveolar ocorre durante os primeiros 3 meses[4] . Se não for efectuado qualquer tratamento para restaurar a dentição, ocorre uma perda óssea contínua e até 40-60% do volume do rebordo é perdido nos primeiros 3 anos[5] . Além disso, podem ocorrer cristas comprometidas devido à perda das dimensões vertical e horizontal do osso.

Foram desenvolvidas várias técnicas cirúrgicas e biomateriais para possibilitar a colocação bem sucedida de implantes dentários em osso alveolar reabsorvido[6] . Verificou-se que entre 1,3 e 1,4 mm de reabsorção óssea horizontal[7] e 1,5 a 2 mm de reabsorção óssea vertical[8] ocorrem na junção do implante. Podem ser efectuadas várias técnicas cirúrgicas para a gestão de rebordos comprometidos. No rebordo maxilar comprometido, podemos realizar procedimentos de aumento ósseo para a reabsorção do rebordo anterior e, no caso do rebordo posterior deficiente, podemos realizar procedimentos de elevação do seio maxilar (directos e indirectos) e, de forma semelhante, no rebordo mandibular comprometido, podemos realizar procedimentos de divisão do rebordo e de transposição do nervo alveolar inferior para a colocação de implantes. Vários implantes, como os implantes zigomáticos, os implantes pterigóides e os implantes basais, são muito úteis em cristas atróficas com técnicas cirúrgicas como 1: <u>AUMENTO ÓSSEO</u>

Para manter os resultados estéticos e evitar uma futura recessão dos tecidos moles, Grunder et al[9] recomendaram o aumento da base óssea vestibular para além da plataforma do implante em, pelo menos, 2-4 mm para compensar adequadamente a remodelação óssea natural que ocorre após a restauração e a carga. A altura vertical do osso na área proximal deve ser de 2-3 mm coronal à plataforma do implante, que é a posição ideal (Figura: 1).

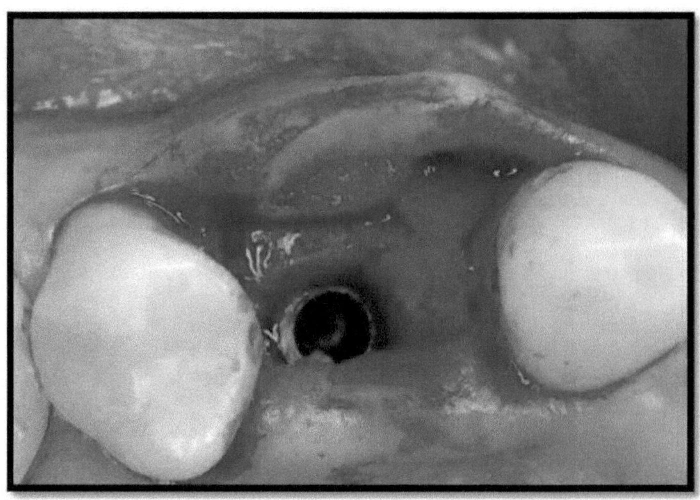

Os enxertos ósseos também podem ser utilizados para aumentar a altura e a largura do osso. O aumento ósseo pode ser efectuado através de enxertos onlay com enxertos autógenos em bloco ou com regeneração óssea guiada (ROG). Se a largura do osso bucolingual for igual ou superior a 3 mm mas inferior a 6 mm, o aumento do rebordo alveolar utilizando uma técnica de expansão do rebordo também é uma boa opção. Existem vários tipos de enxertos utilizados em implantologia, como o autoenxerto, o aloenxerto, os enxertos de dentina, as variantes sintéticas, os xenoenxertos, os enxertos aloplásticos e os factores de crescimento. Entre os autoenxertos, existe um local doador que é classificado como intra-oral e extra-oral. Os locais intra-orais geralmente fornecem uma quantidade limitada de enxerto e locais como enxertos de queixo e enxerto de crista oblíqua externa e ramo, que são de origem membranosa, sofrem reabsorção retardada, prolongando o tempo necessário para a reabsorção do enxerto e, entre as costelas extra-orais, os enxertos de crista ilíaca são geralmente preferidos, pois são a melhor fonte de osso esponjoso autógeno (Figura: 2).

2: GRAFOS DE OSSOS

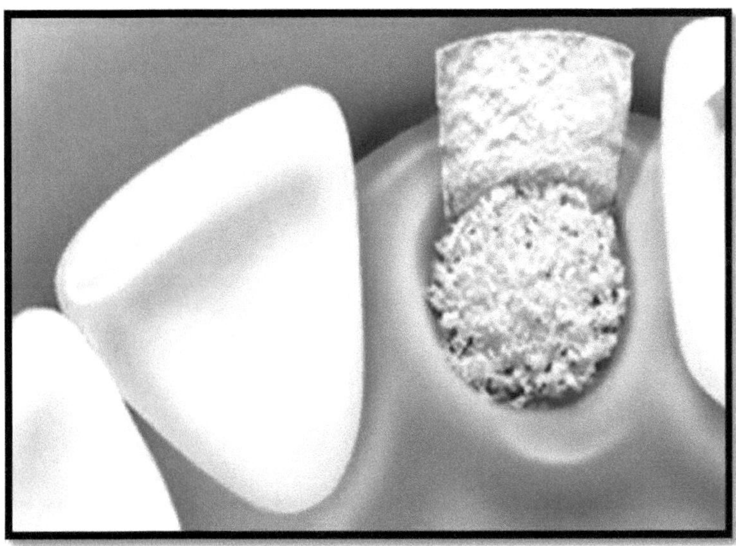

3: OSTEOGÉNESE DE DISTRACÇÃO

A osteogénese de distração foi descrita pela primeira vez no tratamento de fracturas de ossos longos por Ilizarov. Chin e Toth e Hidding et al. foram os primeiros a relatar a utilização clínica da osteogénese de distração para o aumento do rebordo alveolar. A técnica envolve a libertação de um segmento ósseo do osso basal, mas mantendo a fixação através do periósteo lingual[10] . Gaggl et al descreveram uma técnica simplificada para o aumento do rebordo alveolar utilizando "implantes de distração", que não requerem remoção subsequente. Os estudos indicaram que, quando os implantes estão bem fixados no osso distraído e no osso basal, sobrevivem tanto tempo como os implantes no osso nativo e também a perda óssea vertical, caso exista, foi semelhante à relatada para os implantes colocados no osso nativo. Embora tenham sido relatadas falhas de implantes em implantes colocados em osso distraído, a maioria dos autores considera que a implantação após distração é uma técnica altamente eficaz e útil[11] . A principal complicação deste procedimento é o facto de ser um procedimento invasivo e requerer um maior número de fases cirúrgicas para a terapia com implantes (Figura:3).

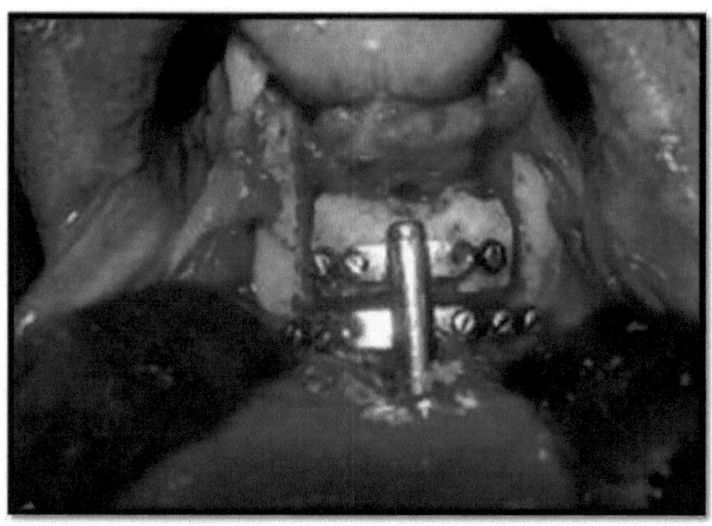

4: <u>SINUS LIFT</u>

O aumento do pavimento do seio maxilar é utilizado para ultrapassar o problema da colocação de implantes dentários na região posterior do maxilar devido à pneumatização do seio maxilar. Foram estudados vários materiais de enxerto ósseo para utilização em enxertos do seio maxilar, com o objetivo de acelerar o processo de cicatrização óssea e evitar a repneumatização do seio maxilar após o enxerto, tendo ganho popularidade nas últimas décadas[12] . Um material de enxerto ósseo ideal para o seio maxilar deve proporcionar estabilidade biológica, garantir a manutenção do volume e permitir a ocorrência de nova infiltração óssea e remodelação óssea. Os procedimentos de elevação do seio maxilar podem ser directos ou indirectos. Jensen et al 1996 fizeram recomendações sobre a abordagem cirúrgica em função da altura óssea residual (RBH). Quando a RBH pertence à classe A (RBH> 10 mm), é efectuado um procedimento de implante clássico; quando a RBH é da classe B (RBH= 7-9 mm), deve ser aplicada a técnica de osteótomo em combinação com a colocação imediata de implantes. Quando a RBH é da classe C (RBH=4-6 mm), é recomendada uma abordagem lateral envolvendo um material de enxerto com implantes imediatos ou retardados. Quando a RBH pertence à classe D (RBH=1-3 mm), recomenda-se uma abordagem lateral que envolva material de enxerto ósseo e a colocação de implantes tardios[13] (Figura:4).

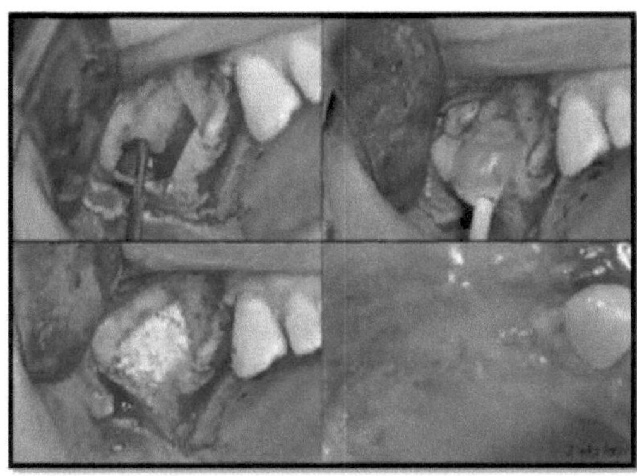

5: _DIVISÃO DE CUMEEIRAS_

A técnica de divisão de cristas foi introduzida pela primeira vez por Simion[14] et al em 1992. Foram também apresentadas outras modificações. Em situações em que a largura do rebordo é marginalmente inferior a 6 mm, é frequentemente possível gerir complicações e preparações de osteotomia, como fenestração óssea ou deiscência, com vários enxertos e materiais de barreira. Em casos mais extremos, contudo, torna-se necessário preparar o rebordo deficiente com alguma forma de procedimento de aumento de rebordo separado, utilizando regeneração óssea guiada (ROG) ou enxerto em bloco com osso autógeno[15] . As desvantagens dos procedimentos de aumento do rebordo separados acrescentam custos adicionais, tempo e, no caso de enxertos autógenos em bloco, morbilidade para o paciente. Como alternativa a estas abordagens, foi introduzida a técnica de divisão do rebordo alveolar. Summers[15] introduziu uma técnica de expansão do rebordo utilizando osteótomos manuais para criar uma expansão localizada dos locais de osteotomia em desenvolvimento, enquanto Scipioni e colaboradores[16] introduziram o retalho ósseo em conjunto com cinzéis manuais para criar uma expansão mais extensa do rebordo existente.

Estas duas técnicas requerem pelo menos 3-4 mm de largura do rebordo e podem ser extremamente difíceis de executar se o osso remanescente for principalmente cortical, uma vez que existe a possibilidade de fratura óssea. Foi introduzida uma técnica de expansão de rebordos alveolares finos (tão estreitos como 2,5 mm) utilizando lâminas de microsserra ou pizocirurgia, que é melhor do que outras técnicas de divisão de rebordos, uma vez que existe um melhor controlo durante a instrumentação e menos trauma para o osso (Figura:5).

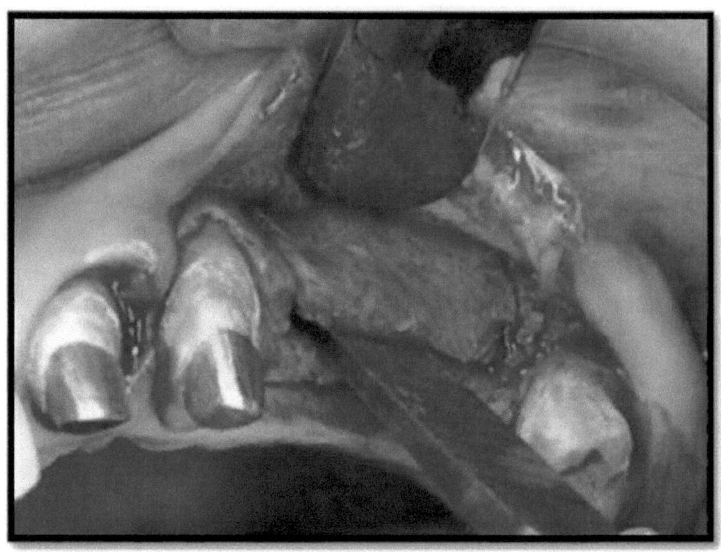

6: LATERALIZAÇÃO DO NERVO ALVEOLAR INFERIOR

É uma técnica cirúrgica utilizada na reabilitação protética do rebordo comprometido do maxilar inferior, mas devido ao elevado risco de danos no nervo alveolar inferior, não é utilizada frequentemente. Atualmente, em vez da transposição do nervo alveolar inferior, são utilizados métodos de osteoregeneração de implantes curtos e novas soluções protéticas que utilizam implantes interforaminais. A reconstrução alveolar ou o alargamento alveolar com osteótomos e quiesqueres produz uma fratura em greenstick da placa cortical vestibular e lingual, deixando o periósteo remanescente ligado ao osso[17] . Este procedimento pode permitir a criação do leito do implante sem perfuração e, assim, o implante pode ser inserido em simultâneo com o procedimento de expansão óssea. A seleção de uma melhor envolvente protésica, a redução do número de vezes que os abudments têm de ser removidos e reinseridos, bem como a utilização de implantes de uma só peça, micro-sulcos e troca de plataforma, ajudam, em última análise, a manter a altura do osso e dos tecidos moles à volta dos implantes (Figura: 6).

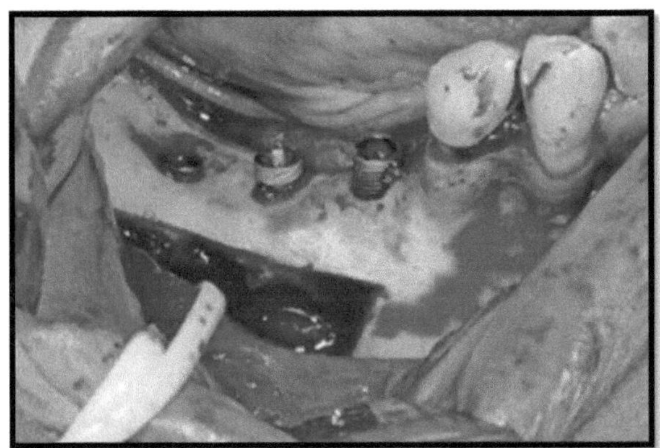

7: IMPLANTES ZIGOMÁTICOS

Foram utilizadas várias técnicas para restaurar com sucesso o maxilar atrofiado através da criação de volume ósseo. Em pacientes com atrofia óssea e pneumatização do seio paranasal menos avançada, a utilização de implantes inclinados[18] anterior e posterior ao seio maxilar pode proporcionar alternativas previsíveis para o maxilar edêntulo. Quando é efectuado um enxerto ósseo, existe um atraso no tratamento até que o enxerto estabilize e esteja suficientemente maduro para a colocação do implante. Isto requer frequentemente que o doente funcione sem uma prótese maxilar, de modo a não colocar pressão de carga oclusal no enxerto ósseo em cicatrização. Este protocolo de utilização de implantes zigomáticos não requer aumento ósseo e reduz significativamente o tratamento total

tempo para o doente em comparação com procedimentos alternativos (Figura: 7).

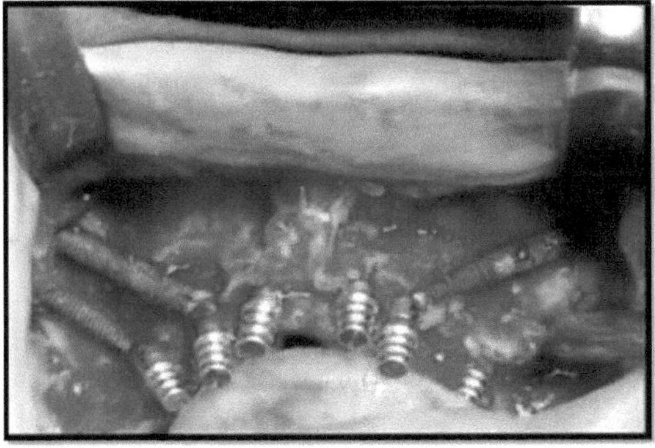

8: IMPLANTES DE BASE

As próteses suportadas por implantes abriram muitas possibilidades de substituição de dentes perdidos. Os implantes basais são auxiliares endósseos para criar pontos de retenção de osseointegração para próteses fixas e amovíveis. Os implantes basais foram desenvolvidos principalmente para utilização imediata, bem como para utilização no maxilar atrofiado. Os implantes basais são sinónimos de implantes laterais ou implantes de disco. Estes tipos de implantes não se diferenciam apenas pela forma como são inseridos, mas também pela forma como as forças são transmitidas. A carga imediata de implantes de design em disco inseridos lateralmente com uma prótese fixa e funcional é um método seguro e fiável para o tratamento de maxilas e mandíbulas completamente desdentadas. O termo "implante basal" refere-se ao princípio da utilização de áreas ósseas basais livres de infeção e reabsorção, e à utilização de áreas de osso cortical, os implantes basais são os dispositivos de primeira escolha, sempre que os aumentos fazem parte de um plano de tratamento alternativo (Figura: 8).

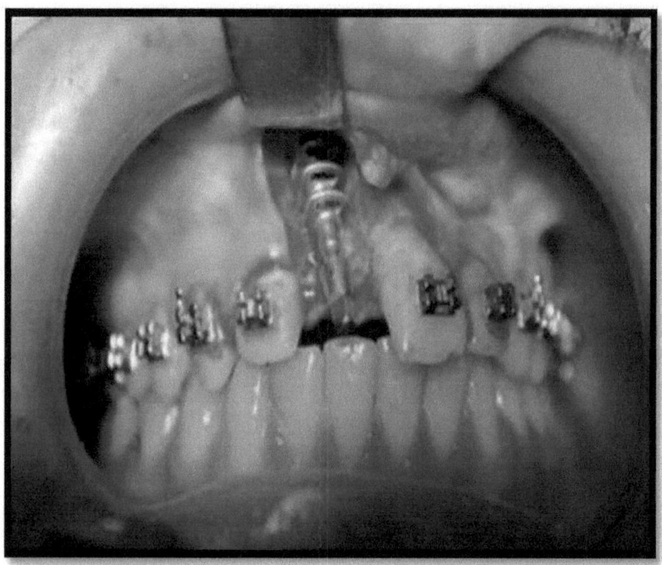

9: IMPLANTES PTERIGÓIDES

Tulasne, em 1989, descreveu a técnica de colocação de implantes no contraforte pterigomaxilar, denominados implantes pterigóides. Segundo ele, os implantes pterigomaxilares devem ancorar no processo pterigoide, evitando a porção posterior do seio e do ducto palatino maior. Para tal, o implante deve ser direcionado posterior, superior e medialmente. O comprimento do implante é normalmente entre 15mm e 20mm. A taxa de sucesso desta técnica situa-se entre 88% e 98%[19].

A reconstrução de maxilares edêntulos e atróficos, de acordo com factores funcionais e estéticos, não só restaura a função mastigatória, como também conduz a efeitos psicossociais positivos, melhorando assim a qualidade de vida do paciente. A decisão de optar por qualquer uma das opções de tratamento depende, portanto, de factores relacionados com os pacientes e, em última análise, da experiência e competência do médico (Figura:9)

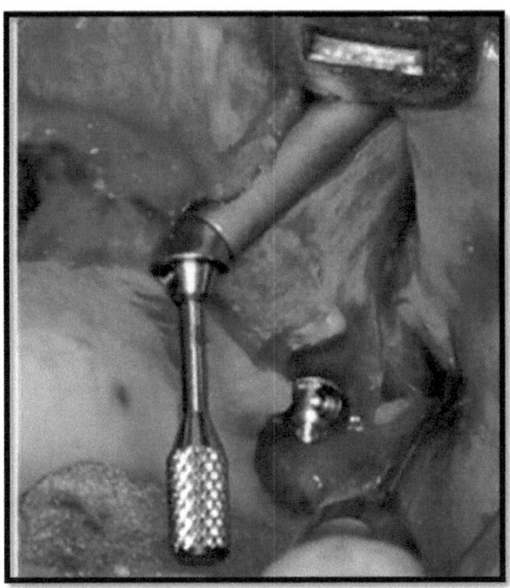

Capítulo 1
REVISÃO DA LITERATURA

Jacques et al 1996[20] o autor avaliou a reconstrução num só passo de mandíbulas severamente reabsorvidas com enxertos ósseos onlay e implantes endósteos. Neste estudo, 31 pacientes do sexo feminino com idade média de 51 anos foram reconstruídas com um enxerto ósseo corticocancelo com implantes ITI num procedimento de um passo. Após 3, 6, 12, 24 e 60 meses, a altura do osso foi medida mesial e distalmente a cada implante. A taxa de reabsorção óssea global foi de quase 50%, mas variou à volta de cada implante. Oito dos 78 implantes foram perdidos. A reabsorção óssea ocorreu de forma imprevisível. O autor concluiu que o enxerto ósseo interposto com colocação secundária de implantes, ou técnicas onlay utilizando enxertos vascularizados podem oferecer uma melhor solução para pacientes com mandíbula extremamente reabsorvida. A técnica utilizada não pode mais ser recomendada devido aos resultados insatisfatórios e imprevisíveis.

Mattsson T. et al 1999[21] Os autores avaliaram a técnica cirúrgica para o tratamento com implantes em maxilares edêntulos severamente reabsorvidos sem qualquer reconstrução alveolar antes ou em combinação com a colocação de implantes. Neste estudo, foram incluídos 15 pacientes com maxilares edêntulos severamente reabsorvidos com implantes osseointegrados e próteses dentárias fixas. Todos os pacientes foram inicialmente considerados para serem tratados com enxerto ósseo devido à falta de volume ósseo suficiente para o tratamento convencional. Os exames radiográficos pré-operatórios mostraram que a altura da crista alveolar era, em média, de 7,4 mm ao nível de 4 mm de largura (Classes V a VI). Foram colocados 86 implantes (quatro a seis implantes em cada paciente). Um implante foi perdido durante o período de observação (intervalo, 36 a 54 meses; média, 45 meses). Todos os pacientes apresentavam próteses fixas estáveis no final do período de observação. Os autores concluíram que esta técnica cirúrgica pode ser considerada como uma alternativa a técnicas mais exigentes em termos de recursos, como o enxerto ósseo, em pacientes com maxilas edêntulas severamente reabsorvidas.

Leonard Krekmanov et al 2000[22] o autor avaliou os efeitos cirúrgicos e protéticos da reabilitação de áreas pré-molares e molares em arcadas parcialmente edêntulas e severamente reabsorvidas. Neste estudo, foram incluídos 24 pacientes (15 homens e 9 mulheres) com uma idade média de 43,4 anos.

Oitenta e seis implantes foram colocados posteriormente ao forame mental, e 75 implantes foram

colocados na maxila posterior severamente reabsorvida. Foi efectuado um enxerto ósseo da

mandíbula para o seio maxilar em 9 pacientes. Em todos os pacientes, a utilização óptima das

características anatómicas da arcada foi conseguida através da inclinação dos implantes. A inclinação

dos implantes pode proporcionar uma melhor distribuição da carga nos implantes. Os pacientes foram

acompanhados durante 12 a 123 meses após a colocação da prótese (média de 18 meses). Três

implantes maxilares foram perdidos aquando da conexão do pilar: 1 na placa pterigoide, 1 junto à

parede do seio posterior e 1 colocado no córtex palatino. Um implante ficou móvel cerca de 1 ano

depois. Na mandíbula, nenhum implante foi perdido. O autor concluiu que esta é uma terapia simples

e alternativa a várias outras atualmente utilizadas.

Jong-Jin Suh, AviShelemay et al 2005[23] o autor avaliou que os rebordos dentoalveolares estreitos

(com uma espessura de 2,5 mm) podem ser corrigidos através da divisão do rebordo alveolar com

lâminas de micro-serra. Neste estudo foram incluídos 10 pacientes e em 9 pacientes os implantes

foram colocados em simultâneo com a expansão do rebordo; num paciente em que a largura do

rebordo era inferior a 2,5mm, a colocação de implantes foi adiada até 1 mês após o passo de divisão

do rebordo. No total, foram colocados 27 implantes, 11 eram Frialit-2, 10 eram ITI e 6 foram

restaurados. O autor referiu que todos os implantes que foram colocados nos 10 pacientes alcançaram

a osteointegração e têm estado em funcionamento durante um período de 1-4 anos. O autor concluiu

que, em comparação com outros métodos de divisão do rebordo, a utilização de uma microsserra

permite o tratamento de rebordos mais finos com menos trauma para o osso e menor risco de fratura

da placa óssea em expansão.

Shou-Yen Kao, Hwai-Jen Fong et al 2005[24] Os autores propuseram uma abordagem de tratamento

sequencial para a reabilitação com implantes de pacientes com rebordos deficientes após lesão

traumática. Os autores incluíram 12 pacientes com rebordos edêntulos severamente deficientes, perda

de pelo menos 1 dente, perda de osso alveolar, formação de cicatriz e vestíbulo raso. Os pacientes foram submetidos a procedimentos sequenciais de reconstrução das áreas edêntulas maxilares ou mandibulares com enxerto ósseo autógeno sinfisário com regeneração óssea guiada, vestibuloplastia com ou sem enxerto de mucosa palatina queratinizada para reconstrução do vestíbulo ou reabilitação com implantes. O período de acompanhamento após a entrega da prótese variou de 2 a 6 anos, com uma média de 4 anos. O tamanho das 36 fixações dos implantes variou de 3,25 x 13,00mm a 4,00 x 18,00mm. Os autores observaram resultados satisfatórios no que respeita à estabilidade da reabilitação a longo prazo, ao contorno da crista reconstruída, à morfologia do vestíbulo, à saúde do tecido peri-implantar e à funcionalidade da prótese implanto-suportada. Os autores concluíram que um método sequencial de reabilitação utilizando enxerto ósseo combinado com vestibuloplastia para reconstruir as cristas deficientes da maxila ou mandíbula anterior é um método fiável para os tecidos duros e moles após uma lesão traumática.

J. Wiltfang et al 2005[25] o autor comparou o enxerto ósseo onlay e a elevação do pavimento sinusal com enxertos ósseos autógenos em pacientes edêntulos em termos de reabsorção óssea da crista alveolar posterior e sobrevivência do implante num estudo longitudinal de 5 anos. Neste estudo, foram incluídos 100 pacientes (53 do sexo feminino e 47 do sexo masculino) que necessitaram de aumento com osso autógeno devido a um maxilar severamente reabsorvido. O grau de reabsorção e a qualidade óssea foram estimados pré-operatoriamente em radiografias panorâmicas de acordo com Lekholm e Zarb. A taxa de sucesso global a 5 anos dos implantes colocados após procedimentos de aumento no maxilar posterior foi de 93,1%. Nos aumentos onlay, a taxa de sucesso alcançada foi de 91,5%. No grupo de elevação do seio maxilar, a taxa de sucesso foi de 94,6%. A diferença entre os dois grupos foi estatisticamente significativa no final do período de avaliação. Os autores concluíram que o enxerto onlay e a elevação do pavimento do seio são opções de tratamento padronizadas e bem-sucedidas, mas foi demonstrada uma menor taxa de reabsorção e uma maior taxa de sucesso global no grupo de elevação do seio.

Zwahlen et al 2006[26] os autores avaliaram a taxa de sobrevivência do sistema de implantes de ancoragem desde a implantação até à revelação em pacientes humanos. Neste estudo, foram incluídos

18 pacientes (9 do sexo feminino e 9 do sexo masculino) com uma idade média de 63 anos, que necessitavam de reabilitação com próteses fixas em maxilas severamente atróficas, deficiência óssea pós-maxilectomia e perda óssea maxilar pós-traumática. A osteointegração foi avaliada utilizando o teste de torque reverso e a percussão após a descoberta. Apenas 1 paciente (5,6%) apresentou complicações clínicas pós-operatórias durante o período de avaliação, que resultaram na perda dos implantes zigomáticos (5,9%). Os autores concluíram que o implante zigomático se tornou numa alternativa a um aumento ósseo mais complexo.

Rosen A. et al 2007[27] o autor avaliou o resultado cirúrgico de implantes inclinados em maxilares edêntulos severamente reabsorvidos como alternativa ao enxerto ósseo e o resultado protético de pontes de extensão posterior sobre implantes inclinados. Neste estudo, foram incluídos 33 pacientes consecutivos com maxilas edêntulas severamente reabsorvidas. Foi utilizada uma técnica cirúrgica com fenestração do seio maxilar para visualizar a quantidade total de osso maxilar, seguida da colocação de implantes de forma inclinada ao longo da parede anterior do seio maxilar. Desta forma, foi possível instalar 4 a 6 implantes de comprimento ótimo em cada paciente. Dezanove pacientes foram incluídos neste estudo de acompanhamento a longo prazo e eram elegíveis para avaliação clínica 8 a 12 anos (média de 10 anos) após a cirurgia de segunda fase. Cada doente foi examinado clínica e radiograficamente. Os 19 pacientes tinham um total de 103 implantes. Em 2 destes doentes, perderam-se 3 fixações durante o primeiro ano após a cirurgia da segunda fase. Todos os outros pacientes tinham todos os implantes intactos com próteses dentárias funcionalmente fixas, o que corresponde a uma taxa de sucesso de 97%. O exame radiográfico mostrou reabsorção óssea em 10% dos implantes (10 implantes em 5 pacientes com um número total de 27 implantes), com uma perda óssea média de 1,2 mm. A mucosite foi observada em 47% dos pacientes. Os autores concluíram que os pacientes com uma maxila severamente reabsorvida podem ser tratados com sucesso com o tratamento convencional com implantes. Esta técnica cirúrgica simplificada pode ser uma alternativa à técnica mais exigente em termos de recursos com procedimentos de enxerto ósseo em pacientes completamente desdentados com próteses fixas suportadas por implantes.

Antonio Barone e Ugo Covani et al 2007[28] o autor avaliou o sucesso clínico da reconstrução óssea da maxila severamente atrófica utilizando osso autógeno colhido do bordo ântero-superior da asa do ilíaco e analisou o sucesso clínico e o nível ósseo marginal dos implantes dentários colocados 4 a 5 meses após o enxerto ósseo e antes da reabilitação protética. Neste estudo, foram incluídos 56 pacientes (18 homens, 38 mulheres) com idades compreendidas entre os 27 e os 63 anos, que necessitavam de tratamento para a atrofia maxilar. Todos os pacientes seleccionados foram programados para enxerto ósseo onlay e implantes de titânio num procedimento de 2 fases. Os implantes dentários foram colocados 4 a 5 meses após o enxerto. Não foram observadas complicações importantes nas zonas dadoras. Foi utilizado um total de 129 enxertos ósseos onlay para aumentar 56 maxilares severamente reabsorvidos. Três dos 129 enxertos ósseos tiveram de ser removidos devido à exposição precoce que ocorreu com os enxertos ósseos colocados para aumentar a dimensão vertical do rebordo alveolar. Cento e sessenta e dois implantes foram colocados na área de aumento ósseo. Sete implantes não se integraram e foram substituídos com sucesso sem necessidade de enxerto ósseo adicional. Os autores concluíram que a utilização de osso em bloco onlay para a reconstrução de maxilares severamente atróficos tem sido um procedimento de tratamento fiável. A taxa de sucesso dos enxertos em bloco foi muito boa. As observações clínicas e radiográficas do osso mostraram uma taxa muito baixa de reabsorção após o enxerto ósseo e a colocação do implante. Por conseguinte, com base neste estudo preliminar, os enxertos de osso ilíaco (a partir do bordo ântero-superior da asa do ilíaco) podem ser considerados um tratamento promissor para a atrofia maxilar grave.

Matteo Chiapasco, Marco Zaniboni et al 2007[29] O objetivo dos autores para este estudo foi comparar os enxertos ósseos autógenos e a osteogénese de distração quanto à sua capacidade de corrigir cristas mandibulares deficientes. Os autores incluíram 17 pacientes (8 do sexo masculino e 9 do sexo feminino) com idades compreendidas entre os 18 e os 57 anos, com mandíbulas parcialmente edêntulas associadas a defeitos verticais do rebordo alveolar e que necessitavam de reabilitação protética implanto-suportada. Os pacientes foram distribuídos aleatoriamente por 2 grupos. Oito pacientes (grupo -1) foram tratados com enxerto ósseo autógeno, enquanto 9 pacientes (grupo-2) foram tratados por meio de osteogénese de distração. No grupo-1, os pacientes receberam implantes 4-5 meses após o procedimento reconstrutivo, enquanto no grupo-2 os implantes foram colocados no momento da remoção do dispositivo de distração (3 meses após a conclusão da distração). No total, foram colocados 19 implantes no grupo-1 e 21 implantes nos pacientes do grupo-2. A reabsorção óssea antes da colocação do implante foi significativamente maior no grupo-1 em comparação com o grupo-2. Os autores concluíram que ambas as técnicas permitem uma correção adequada dos defeitos verticais e que as taxas de sobrevivência e sucesso dos implantes colocados nas áreas tratadas foram semelhantes em ambos os grupos e comparáveis às obtidas com implantes colocados em osso nativo.

Simon Storgard, Hendrik Terheyden 2009[30] o autor avaliou os resultados do tratamento após o aumento de defeitos localizados do rebordo alveolar, com especial ênfase na comparação do desempenho clínico de diferentes enxertos ósseos e materiais de substituição óssea. Foi efectuada uma pesquisa de linha média e foram incluídos estudos com 10 ou mais pacientes com 12 meses de seguimento após a carga dos implantes. Os resultados foram categorizados de acordo com os defeitos do tipo deiscência e fenestração, aumentos horizontais do rebordo, aumentos verticais do rebordo e elevações do pavimento do seio maxilar e os materiais de enxerto foram categorizados num dos seguintes grupos: sem enxerto (coágulo), bloco de auto-enxerto, auto-enxerto de armadilha óssea, aloenxerto ósseo liofilizado, mineral ósseo bovino desmineralizado, aloplast e combinação. Os autores concluíram que as taxas de sobrevivência dos implantes colocados em osso aumentado são comparáveis às dos implantes em osso puro.

Zvi Laster, Galan et al 2009[31] os autores propuseram uma nova técnica para o aumento ósseo na região pré-maxilar, na qual o aumento ósseo vertical pode ser efectuado simultaneamente com a inserção de implantes dentários. Os autores descreveram o método através de dois casos representativos. No primeiro caso, um paciente de 54 anos, com rebordo ósseo estreito e curto na região pré-maxilar, foi submetido a um aumento ósseo, seguido da inserção transmucosa de 4 implantes com tampas de cicatrização, sem levantamento de retalho palatino, e o preenchimento do gap foi feito com autoenxerto particulado. No segundo caso, um paciente de 28 anos de idade, com uma ponte anterior móvel e sem suporte, e com osso extensamente absorvido na região pré-maxilar, foi submetido a um aumento ósseo vertical, seguido da inserção de dois implantes e da utilização de auto-enxerto de partículas para preencher o espaço. O autor concluiu que este método envolve apenas uma única operação, requer um tempo mínimo de cadeira e reduz a dor e o inchaço pós-operatórios, sendo também encurtado o período necessário para a reabilitação protética.

Joseph Nissan, Oded Ghelfan et al 2009[32] o autor avaliou se o aumento com aloenxertos ósseos esponjosos liofilizados em bloco antes da colocação de implantes é uma abordagem de tratamento válida para a mandíbula posterior atrófica. Foi incluída uma deficiência óssea de pelo menos 3 mm na vertical, na horizontal ou em ambas. Foi utilizada uma reconstrução para-axial por tomografia computorizada como critério de inclusão para avaliar as dimensões do rebordo. Os implantes foram colocados após um período de cicatrização de 6 meses. Foram medidas as medidas ósseas, a perda óssea marginal e o rácio coroa/implante. Neste estudo foram utilizados 29 blocos de osso esponjoso alogénico em 21 pacientes (18 mulheres e 3 homens) com idades compreendidas entre os 40 e os 65 anos. A reabsorção óssea vestibular foi de 0,5 mm aquando da colocação do implante e de 0,2 mm na segunda fase da cirurgia. Não se registou qualquer evidência de perda óssea vertical. Quatro implantes falharam 4-6 semanas após a colocação. Após 2 meses de espera, estes implantes foram reinseridos e osseointegraram com sucesso. Todos os pacientes receberam uma prótese fixa suportada por implantes. Não houve perda óssea marginal registável na segunda fase da cirurgia e na entrega da prótese. O autor concluiu que a colocação de implantes na mandíbula atrófica posterior após aumento com aloenxerto de bloco de osso esponjoso liofilizado pode ser considerada uma alternativa de tratamento viável.

Wael Att et al 2009[33] o autor avaliou as diferentes abordagens de tratamento disponíveis para a reabilitação fixa da maxila edêntula na presença de diferentes condições de tecidos duros e moles e analisou o resultado clínico de cada abordagem de tratamento. Foi realizada uma revisão dos dados publicados de 1980 a 2009, utilizando bases de dados electrónicas e pesquisa manual, para identificar as possibilidades de tratamento para a reabilitação fixa da maxila edêntula e relatar os seus resultados clínicos. Foram identificadas várias modalidades de tratamento para a reabilitação fixa da maxila edêntula, com e sem procedimentos de aumento ósseo. Os implantes regulares, inclinados e zigomáticos foram identificados para modalidades de tratamento que não requerem aumento ósseo. Dos 230 estudos, foram seleccionados 42. Embora todos os estudos tenham relatado as taxas de sobrevivência dos implantes, apenas 20 forneceram informações sobre o resultado protético. Exceptuando os implantes regulares colocados em osso nativo, não foram encontrados estudos clínicos suficientes a longo prazo para os outros procedimentos. Os autores concluíram que estão disponíveis várias modalidades de tratamento para a reabilitação fixa, mas a decisão de utilizar uma abordagem específica depende principalmente da qualidade do osso disponível. Exceto no caso dos implantes regulares colocados em osso nativo não aumentado, os dados publicados não fornecem provas suficientes sobre o resultado de outros procedimentos. Até estarem disponíveis dados a longo prazo, estes procedimentos não devem ser considerados modalidades de tratamento fiáveis.

Matteo Chiapasco e Marco Zaniboni 2009[34] os autores avaliaram a reabilitação protética da maxila posterior edêntula com próteses implanto-suportadas em cristas severamente atróficas. Neste estudo, o autor indicou as vantagens e desvantagens dos procedimentos de enxerto sinusal em associação ou não a outros procedimentos reconstrutivos. Os implantes zigomáticos ou implantes curtos/inclinados não são uma solução para o tratamento de pacientes com stock ósseo maxilar posterior inadequado. Em vez disso, o tratamento baseou-se na caraterização dos padrões de reabsorção da maxila posterior e pode incluir a necessidade de enxerto sinusal ou outros procedimentos de enxerto para restabelecer não só o volume ósseo adequado para a colocação do implante, mas também uma relação intermaxilar favorável, para otimizar o resultado funcional e estético da reabilitação protética final. O autor concluiu que os procedimentos reconstrutivos são mais invasivos e têm uma morbilidade elevada, mas permitem a criação de condições mais favoráveis para a colocação ideal de implantes e respectiva reabilitação protética.

Ole T. Jensen et al 2009[35] O autor realizou o estudo para análise comparativa de 3 técnicas através da deteção clínica da presença ou ausência de osso marginal e para avaliar a estabilidade da crista óssea vestibular em torno de implantes dentários colocados em locais de enxerto de divisão alveolar utilizando 3 abordagens diferentes: um retalho mínimo, um retalho de espessura parcial e um retalho mucoperiosteal completo. Neste estudo, 40 pacientes consecutivos foram tratados em 2 locais de prática diferentes (20 em cada consultório) com procedimentos de divisão alveolar e colocação simultânea de implantes, utilizando 3 abordagens de retalho diferentes. O método utilizado para detetar a presença ou ausência de osso marginal vestibular foi uma sonda periodontal romba utilizada no sulco da superfície facial do implante restaurado ou um explorador afiado utilizado transgengivalmente. 65 procedimentos de expansão de divisão alveolar efectuados em 2 locais de prática durante um período de 2 anos foram analisados estatisticamente de forma retrospetiva relativamente à presença de aumento ósseo vestibular e à capacidade de restauração do implante após 1 ano de cicatrização. Foi observada uma perda óssea facial de 2 mm ou mais em 11 locais, 10 dos quais eram reflexos de retalho total e 1 local de retalho osteoperiosteal. A osteointegração do implante foi de 92,5% para os retalhos osteoperiosteais, 93,3% para os retalhos de espessura parcial e 94,4% para os retalhos de espessura total. O autor concluiu que a osteotomia de divisão alveolar pode ser um procedimento de grande sucesso quando realizada para aumentar o alvéolo vestibularmente. Quando realizada com um mínimo de remoção mucoperiosteal ou reflexão de espessura parcial, há menos reabsorção óssea e melhor estabilidade dimensional alveolar. As abordagens mucoperiosteais completas são menos previsíveis no que respeita à perda óssea da placa vestibular.

E. Nystrom, H. Nilson et al 2009[36] o autor avaliou a taxa de sobrevivência dos implantes e o nível ósseo marginal após um acompanhamento a longo prazo e estudou o impacto do tabagismo e do género nestes aspectos. Neste estudo, foram incluídos 44 pacientes (15 homens e 29 mulheres) com atrofia maxilar. O tempo médio de seguimento foi de 11 anos. A taxa de sobrevivência estimada dos implantes foi de 90%. A perda óssea marginal foi de 1,8 mm 1 ano após a cirurgia de implante; 2,3 mm após 5 anos; e 2,4 mm após 10 anos. Os insucessos foram distribuídos por 17 pacientes; 2 homens e 15 mulheres. Foram perdidos 3 implantes de 111 em homens e 24 de 223 implantes em mulheres.

Esta diferença na taxa de insucesso dos implantes entre os géneros foi estatisticamente significativa. Os homens perderam significativamente mais osso marginal do que as mulheres a longo prazo. A perda de osso marginal diferiu significativamente entre fumadores e não fumadores até ao exame de 5 anos e entre géneros após o exame de 4 anos. O autor concluiu que o enxerto ósseo onlay, com ou sem um enxerto inlay maxilar, resulta numa elevada taxa de sobrevivência do implante, boa função oral e osso marginal estabilizado.

Mario Fernando et al 2009[37] o autor avaliou a reabilitação de pacientes através de Osteotomia Le Fort 1, elevação bilateral do seio maxilar e enxerto ósseo inlay em maxilas severamente atrofiadas. Neste estudo, o autor especificou o aspeto transcendente da elevação e preservação do seio maxilar e da mucosa nasal, modificou a técnica de sanduíche com raspadores ósseos adequados e piezocirurgia. O procedimento descrito incluiu uma abordagem em 1 fase, utilizando blocos de osso cortico-caneloso através dos quais foram colocados implantes. O autor concluiu que, no processo alveolar extremamente atrofiado da maxila, esta técnica proporciona o ganho ósseo desejado, permite a colocação ideal de implantes dentários e melhora qualquer discrepância entre as arcadas superior e inferior.

Dong-Seok et al 2010[38] o autor realizou este estudo para relatar os resultados clínicos de uma técnica cirúrgica que expande um rebordo mandibular estreito utilizando uma técnica de expansão lateral imediata e uma retardada. Neste estudo, foram incluídos 32 pacientes com um rebordo mandibular posterior edêntulo estreito de 2 a 4 mm. Foram colocados 84 implantes. Dos 32 pacientes, 23 foram tratados com uma técnica de expansão lateral imediata e 9 com uma técnica de expansão lateral retardada. Ocorreu uma fratura da placa cortical vestibular fina durante a divisão do rebordo em 5 pacientes que foram submetidos à técnica de expansão lateral imediata. Todos os segmentos vestibulares dos 9 pacientes que foram submetidos à técnica de expansão lateral retardada fracturaram favoravelmente como planeado na linha de corticotomia horizontal inferior, deixando o periósteo vestibular ligado ao osso segmentado vestibular. Após 4 a 5 meses, todos os implantes estavam estáveis e rodeados por osso, e a ossificação da linha de osteotomia era óbvia. O autor concluiu que a técnica de expansão do rebordo lateral é muito eficaz para o aumento horizontal no rebordo mandibular posterior gravemente atrófico, assim como a técnica de expansão do rebordo lateral retardado pode ser utilizada de forma mais segura e previsível em pacientes com elevada qualidade óssea e córtex espesso e um rebordo mais estreito na mandíbula para evitar a fratura completa dos segmentos vestibulares

Ewoud L. et al 2010[39] o autor avaliou a sobrevivência de implantes dentários em maxilares edêntulos extremamente atróficos após enxerto ósseo autógeno com duas técnicas: o procedimento de enxerto descendente Le Fort I e a elevação convencional do pavimento do seio com enxerto ósseo onlay. Neste estudo, foram incluídos 27 pacientes consecutivos com maxila atrófica, 10 foram tratados com uma osteotomia Le Fort I com down-grafting e interposição de osso, e 17 com elevação do pavimento sinusal e enxertos onlay. 2 implantes falharam no grupo onlay e 3 implantes falharam no grupo Le-Fort I. Também foram observadas perturbações da marcha, embora temporárias. Dor no local do dador. Todos os implantes foram colocados 5-6 meses após o enxerto. Não se registou qualquer diferença na sobrevivência dos implantes entre os dois grupos. Os autores concluíram que a utilização de menos placas de osteossíntese no grupo Le Fort 1 facilitou o planeamento e a colocação do implante e não pareceu comprometer a estabilidade do procedimento. A escolha da técnica de enxerto basear-se-á, portanto, principalmente nas relações interarcos e na necessidade de suporte de tecidos moles. Apenas uma discrepância interarcos considerável compensa os riscos potenciais de uma osteotomia Le Fort 1 mais invasiva.

Lakshman Dene, Spyridon Condos et al 2010[40] o autor avaliou que a expansão do rebordo e a colocação imediata de implantes é uma abordagem de tratamento válida para a zona estética maxilar. Neste caso, foi incluída uma paciente do sexo feminino, de 28 anos, com a queixa principal de não gostar da prótese removível anterior do maxilar. Faltava-lhe o dente 8, que tinha sido extraído um ano antes, seguido da colocação de um aparelho removível em acrílico. A tomografia computorizada revelou que a dimensão vestibulolingual do osso na crista (3mm a 4mm) era inadequada para a colocação de implantes e que o osso cortical e esponjoso era adequado para permitir a expansão do rebordo. A expansão do rebordo foi efectuada com osteótomos manuais, seguidos de brocas cónicas. Foi colocado um implante Nobel Biocare de 4,3 x 13 mm com Tiunite. Após a osseointegração, foi colocada uma coroa de porcelana fundida a metal de alto teor de nitrogénio com um rebordo estético de 1 mm. O autor concluiu que, com a expansão do rebordo e a colocação imediata do implante, foi obtido um resultado estético final muito agradável.

Gonzatez R et al 2011[41] o autor descreveu uma modificação da técnica clássica de divisão do osso alveolar para o tratamento do rebordo estreito na maxila e a estabilidade foi medida através da análise da frequência de ressonância. Neste estudo, foram incluídos 8 pacientes com uma idade média de 53 anos e com o rebordo maxilar atrófico. Foram colocados 33 implantes dentários. A altura do osso alveolar foi medida no panorex antes e depois da cirurgia. O exame histológico do osso foi avaliado após a extração de osso com trefina durante a segunda operação. O período médio de acompanhamento foi de 28,33 meses. A regeneração óssea do espaço inter-cortical ocorreu em 98% dos locais de implante. Na segunda cirurgia, a perda média da altura do osso alveolar foi de 0,542 mm. O autor concluiu que a osteotomia split-crest modificada fornece resultados previsíveis em relação à estabilidade primária e também fornece um intervalo intercortical aceitável, diminui o risco de necrose do córtex externo e fornece uma caixa de parede firme para a colocação de enxerto ósseo particulado.

Ching lin e Hsin-ju Chang et al 2011[42] O autor avaliou o estado de 5 anos de implantes colocados imediatamente que foram sujeitos a elevação do seio sem enxerto. Neste estudo, foram incluídos 44 pacientes (18 do sexo feminino e 26 do sexo masculino) com uma idade média de 58 anos. Os critérios de inclusão foram os seguintes: pacientes que necessitavam de tratamento com implantes na maxila posterior, pacientes sistemicamente saudáveis, sem sinais de sinusite antes da cirurgia. Todos os implantes foram colocados com uma elevação do seio maxilar efectuada através de uma abordagem lateral pelo método de alçapão e janela aberta, sem colocação de qualquer material de enxerto. Nenhum doente desenvolveu sinusite ou outras complicações que levassem à perda do implante. A altura média do osso residual foi de 5,06 mm e o comprimento médio do implante intra-sinusal foi de

7,77 mm, com taxas de sobrevivência de 100% após 2 e 5 anos. Os autores concluíram que existe um grande potencial para a formação de novo osso no seio maxilar sem a utilização de enxertos ósseos adicionais e que esta técnica também desempenha um papel significativo na manutenção da saúde peri-implantar.

Federico Brugnami, Alfonso Caiazzo, Pushkar Mehra 2012[43] o Autor avaliou que a reabsorção bucolingual das cristas alveolares pode ser corrigida através da divisão alveolar com bisturi cirúrgico piezoelétrico. Nesta paciente de 55 anos de idade, do sexo feminino, a divisão da crista foi realizada com um bisturi piezoelétrico e um expansor ósseo cónico, sem retalhos. Uma vez atingida a profundidade adequada, foi utilizada sequencialmente uma série de osteótomos cónicos roscados com diâmetro progressivamente aumentado, com uma peça de mão cirúrgica, para obter uma separação e expansão precisas das placas corticais. A expansão continuou até se obter uma preparação adequada para o implante selecionado. A expansão final foi efectuada pelos próprios implantes. Foi colocado um implante com 4 mm de largura e 11,5 mm de comprimento na zona dos pré-molares e um implante com 5 mm de largura e 11,5 mm de comprimento na zona dos molares. Os implantes foram carregados 4 meses após a colocação e foi colocada uma restauração final. Todos os implantes foram colocados e a crista reabsorvida expandida no mesmo local. O autor concluiu que os procedimentos de crista dividida são tecnicamente simples e altamente aceitáveis pelos pacientes.

U.S Pal, Nanda Kishore et al 2012[44] os autores compararam o procedimento de elevação lateral (direta) do seio maxilar com a técnica de osteótomo (indireta). O Bio-Oss (xenoenxerto) foi o material de enxerto padrão em ambas as técnicas. Neste estudo, foram incluídos 20 pacientes parcialmente edêntulos, com idades compreendidas entre os 20 e os 55 anos, com seio maxilar baixo e rebordo alveolar deficiente. Foram colocados 25 implantes em combinação com material de enxerto ósseo para aumento do seio. A avaliação clínica pós-operatória baseou-se na dor, no estado de inflamação gengival, na estabilidade, no inchaço e na altura óssea. O ganho em altura óssea foi significativamente maior no procedimento direto através de antrostomia lateral (média de 8,5 mm) do que no método indireto através de abordagem crestal pela técnica de osteótomo (média de 4,4 mm). Os autores concluíram que a técnica do osteótomo foi considerada adequada para elevar a membrana sinusal quando se espera uma menor quantidade de aumento do seio (até 5 mm) e quando a reabsorção é maior, é necessária uma técnica de antrostomia lateral. Ambas as técnicas de elevação do seio não pareceram afetar a taxa de sucesso do implante.

N. Esfahanizadeh et al 2012[45] o autor comparou as técnicas da janela lateral e do osteótomo para elevação do seio maxilar utilizando métodos histológicos e histomorfométricos. Neste estudo, foram incluídos 10 pacientes (um número total de 14 áreas sinusais) que necessitavam de tratamento com implantes na maxila posterior atrófica. Em todos os casos, a altura óssea residual entre o fundo do seio e a crista alveolar era inferior a 5 mm. Foi efectuado um aumento do seio maxilar. Após um período de cicatrização de cerca de 10 meses, em todos os casos, os implantes foram colocados e, ao mesmo tempo, foram obtidas biópsias do osso da crista alveolar; as amostras de biópsia foram avaliadas através de métodos histológicos e histomorfométricos. O novo osso estava localizado em contacto direto com o biomaterial, sem quaisquer lacunas. Este osso viável era constituído por lacunas contendo osteócitos. Não foi observada reação de corpo estranho em nenhum caso. As avaliações histomorfométricas demonstraram que os valores médios do novo osso nas técnicas da janela lateral e do osteótomo foram de 30±6,0 e 25,2±5,2, respetivamente, sem diferenças significativas entre os dois grupos. Os autores concluíram que a natureza e o volume do novo osso nas técnicas de janela lateral e osteótomo foram os mesmos. Os autores sugeriram que a técnica do osteótomo deve ser considerada como alternativa à técnica da janela lateral, especialmente nos casos em que existe um septo no seio ou um único dente na maxila posterior, onde existe um risco elevado de perfuração da membrana devido ao acesso limitado para a preparação da janela.

Chandana Nair et al 2013[46] o autor avaliou o valor da utilização de implantes basais em rebordos atróficos. Neste estudo, foram incluídos 72 pacientes com maxilas completamente edêntulas. Após 6 meses de função, as restaurações fixas foram removidas e o estado de cada implante foi verificado. 98% dos implantes estavam radiográfica e clinicamente osseointegrados. O autor concluiu que a utilização de implantes basais é uma opção de tratamento viável e que a carga imediata de implantes não submersos, inseridos lateralmente, com desenho de disco, pode proporcionar uma ancoragem primária adequada e uma osteointegração a longo prazo em maxilares completamente edêntulos.

A.Lorean, F.Kablan et al 2013[47] o autor avaliou o sucesso e as complicações após a transposição/reposição do nervo alveolar inferior (NIA) para a colocação de implantes dentários em mandíbulas edêntulas ou parcialmente edêntulas. Neste estudo, 57 pacientes foram submetidos à transposição/reposição do NIA em quatro clínicas cirúrgicas. No total, foram efectuados 68 procedimentos de reposição do NIA e 11 procedimentos de transposição do nervo. O osso residual acima do NIA tinha uma média de 3,88±1,98 mm. Foi colocado um total de 232 implantes dentários. O tempo médio de acompanhamento foi de 12 a 45 meses. Quatro pacientes relataram distúrbios neurais transitórios prolongados imediatamente após a cirurgia. A duração dos distúrbios neurais após a cirurgia variou de 1 a 6 meses. Não foram registados danos neurais permanentes. O autor concluiu que a transposição e reposicionamento do NIA são técnicas adjuvantes úteis para o tratamento de mandíbulas edêntulas severamente atróficas ou parcialmente edêntulas com implantes dentários. O risco de disfunção neural parece ser baixo. Estes procedimentos permitem uma intervenção cirúrgica que melhora a qualidade de vida num curto período de tempo em casos de atrofia severa da mandíbula.

Aparicio C. et al 2013[48] o autor comparou os resultados na reabilitação da maxila atrófica usando implantes zigomáticos (ZIs) e implantes regulares (RIs) usando a técnica zigomática clássica (CZT) versus a abordagem guiada pela anatomia zigomática (ZAGA) e também propôs um sistema padronizado para relatar o diagnóstico de rinossinusite. Neste estudo, foram incluídos 22 pacientes submetidos a restauração com implantes regulares e implantes zigomáticos (colocados pela técnica zigomática clássica), operados entre janeiro de 2004 e outubro de 2009. A saúde do seio maxilar foi avaliada clínica e radiograficamente e foram também efectuadas diferentes medições anatómicas. Não foram observadas diferenças significativas em relação às taxas de sobrevivência entre os dois grupos. Foram encontradas diferenças significativas comparando as medidas da distância da cabeça do implante zigomático à crista alveolar (5,12 mm vs 2,92 mm). Com a técnica zigomática clássica, foi observada uma maior emergência palatina do implante zigomático. Foi observada uma diferença estatisticamente significativa em relação à percentagem de pacientes sem sinais ou sintomas de rinossinusite entre os grupos. Os autores concluíram que ambos os procedimentos tiveram resultados clínicos semelhantes no que diz respeito à sobrevivência do implante, mas o conceito de anatomia zigomática é capaz de reabilitar imediatamente a maxila atrófica, minimizando o risco de patologia associada ao seio maxilar em comparação com a técnica cirúrgica clássica de implante zigomático. Além disso, foram obtidas próteses menos volumosas, mais confortáveis e fáceis de limpar (ZAGA) em comparação com a técnica zigomática clássica.

Prithviraj et al 2013[49] os autores avaliaram as várias opções para reabilitar a maxila atrófica posterior com ou sem procedimentos de modificação óssea. Foram efectuadas pesquisas utilizando os termos maxila atrófica, implantes, contrafortes, enxertos, seio maxilar, osteotomia, bem como combinações destes, tendo sido revistos alguns artigos considerados adequados. O planeamento adequado do tratamento é crucial e devem ser considerados vários factores antes da colocação de implantes em osso alveolar atrófico. O enxerto ósseo, a osteodistração e a elevação do seio maxilar são procedimentos invasivos. Para além disso, acrescentam complexidade e aumentam o número de fases cirúrgicas necessárias para a terapia com implantes. Diferentes alternativas terapêuticas, como implantes curtos ou colocados em locais anatómicos específicos, como a região pterigoide, o tubérculo ou o zigoma, têm permitido acelerar o tratamento dos pacientes e torná-lo minimamente invasivo. Os autores concluíram que tanto as opções cirúrgicas como as não cirúrgicas são recomendadas para a maxila atrófica. A decisão de optar por qualquer uma das opções depende, portanto, de fatores do paciente e, em última análise, da experiência e habilidade do clínico.

Giulio Gasparini et al 2014[50] o autor avaliou uma técnica cirúrgica utilizada na reabilitação implanto-protética do maxilar inferior atrófico que não tem sido bem aceite devido ao elevado risco de danos no nervo alveolar inferior (IAN). Neste estudo, o autor seleccionou todos os pateints que foram submetidos a cirurgia IANT entre 2003 e 2011. A sensibilidade térmica e física foi avaliada em cada paciente durante o acompanhamento. O seguimento variou de 14 a 101 meses. Foram registadas complicações em 6 casos (1 caso de anestesia transitória e 5 casos de hipoestesia transitória). O autor concluiu que a IANT deve ser considerada nos seguintes casos: (1) classe IV, V ou VI de Cawood e Howell com extrusão do dente antagonista e espaço livre protético reduzido; (2) classe V ou VI de Cawood e Howell com presença de dentes interforaminais; (3) classe V ou VI de Cawood e Howell se o paciente desejar uma reabilitação implantoprotética rápida com resultados previsíveis; (4) classe VI de Cawood e Howell quando for aconselhável o aumento da altura mandibular com enxertos inlay.

Alexander T. Sverzut, Danillo C. Rodrigues et al 2014[51] os autores avaliaram as características clínicas, radiográficas e histológicas do cimento de fosfato de cálcio como material de preenchimento na cirurgia de levantamento de seio maxilar. Neste estudo, foram incluídos 10 pacientes com idade entre 43-58 anos que necessitavam de enxerto de seio maxilar para colocação de implantes com regiões parcialmente edêntulas na área de pré-molares e molares, com atrofia do processo alveolar, pneumatização do seio maxilar e apresentando altura óssea inferior a 5 mm. Após um período que variou de 9 a 16 meses, foi realizada avaliação clínica e biópsia da área enxertada na região adjacente ao eixo do implante a ser inserido. Não houve evidência de reabsorção da fonte óssea e nenhuma complicação pós-operatória e o material apresentado era totalmente biocompatível com o osso tecido em contacto íntimo com a fonte óssea, mas não foi possível colocar qualquer implante devido à formação óssea mínima e à friabilidade do material. Os autores concluíram que o cimento de fosfato de cálcio não é uma alternativa plausível para a reabilitação com implantes dentários em defeitos ósseos na área do seio maxilar devido à formação mínima de novo osso.

Vetromilla B.M et al 2014[52] o autor realizou o estudo para responder à pergunta sobre as complicações associadas ao reposicionamento alveolar inferior sobre a lateralização do nervo. Foi realizada uma revisão sistêmica da literatura e foram incluídos 116 artigos relacionados a essa técnica. Desses artigos, 24 foram incluídos na revisão final. Em 7 estudos optou-se pela lateralização e em 15 pela transposição. O tempo de seguimento foi de 49 meses. 95,9% dos pacientes submetidos à lateralização apresentaram distúrbio neurossensorial, sendo que em 3,4% dos pacientes o quadro permaneceu inalterado ao final do estudo. 58,9% dos pacientes submetidos à transposição apresentaram alterações neurossensoriais e o quadro permaneceu inalterado em 22,1% dos afetados ao final do estudo. O autor concluiu que, devido à indisponibilidade de estudos randomizados e controlados na literatura sobre o reposicionamento alveolar inferior, é necessária uma maior consolidação de dados para determinar cientificamente a técnica. No tratamento que envolve a manipulação do nervo alveolar inferior, a literatura disponível considera uma complicação de distúrbios neurosensoriais com a qual o paciente pode conviver.

Ramanuj C Tandel, Devashri Parikh, Babu Parmar 2015[53] O autor avaliou que o procedimento de elevação indireta do seio maxilar utilizando enxerto ósseo aloplástico e membrana bioabsorvível e a colocação simultânea de implantes é um dos métodos utilizados para aumentar a altura óssea na maxila posterior. O autor incluiu 6 pacientes em 6 locais de colocação de implantes, com idades compreendidas entre os 20-50 anos e altura óssea alveolar residual superior a 5 mm na região posterior do maxilar edêntulo, a dimensão óssea vestibular e mesiodistal era também >5 mm e a qualidade do osso era D3 e D4. Os pacientes foram avaliados clínica e radiograficamente durante 18 meses após a colocação dos implantes, com um intervalo de 6 meses, para avaliar o aumento da altura óssea, a condição peri-implantar e a estabilidade dos implantes. O aumento da perda óssea residual variou de 71,43% a 133,33% e a perda óssea marginal variou de 0,6 a 1,2 mm. Apenas 1 paciente apresentou perfuração da membrana sinusal, mas esta foi selada por membrana boiabsorvível de forma satisfatória. Os autores concluíram que o aumento do fundo do seio através de uma técnica indireta melhora a dimensão do rebordo alveolar residual e a osteointegração dos implantes.

Capítulo 2
DISCUSSÃO

Um implante dentário (também conhecido como implante endósseo ou acessório) é um componente cirúrgico que interfere com o osso da mandíbula ou do crânio para suportar uma prótese dentária, como uma coroa, ponte, dentadura, prótese facial ou para atuar como uma âncora ortodôntica. A base dos implantes dentários modernos é um processo biológico chamado osseointegração.

Existem provas arqueológicas de que os seres humanos tentaram substituir os dentes perdidos por implantes de forma radicular durante milhares de anos. Vestígios da China antiga (datados de há 4000 anos) apresentam cavilhas de bambu esculpidas, introduzidas no osso, para substituir dentes perdidos. Wilson Popenoe e a sua mulher, em 1931, num sítio das Honduras datado de 600 d.C., encontraram a mandíbula inferior de uma jovem mulher maia, com três incisivos em falta substituídos por pedaços de concha, moldados para se assemelharem a dentes. O crescimento ósseo à volta de dois dos implantes e a formação de cálculos indicam que eram funcionais e estéticos.

No início do século XX, surgiram vários implantes feitos de diversos materiais. Um dos primeiros implantes bem sucedidos foi o sistema de implantes Greenfield de 1913 (também conhecido como Greenfield crib ou basket)[54]. O implante de Greenfield, um implante de iridioplatina ligado a uma coroa de ouro, mostrou evidências de osseointegração e durou vários anos[55]. A primeira utilização do titânio como material implantável foi efectuada por Bothe, Beaton e Davenport em 1940, que observaram a proximidade do osso aos parafusos de titânio e a dificuldade de os extrair[56]. Bothe et al. foram os primeiros investigadores a descrever o que mais tarde viria a ser designado por osseointegração. Em 1951, Gottlieb Leventhal implantou hastes de titânio em coelhos. Os resultados positivos de Leventhal levaram-no a acreditar que o titânio representava o metal ideal para a cirurgia[57].

Na década de 1950, a Universidade de Cambridge, em Inglaterra, investigava o fluxo sanguíneo nos organismos vivos. Estes investigadores conceberam um método de construção de uma câmara de titânio que foi depois inserida no tecido mole das orelhas de coelhos. Em 1952, o cirurgião ortopédico sueco PerIngvar Branemark estava interessado em estudar a cicatrização e a regeneração óssea. Durante o seu período de investigação na Universidade de Lund, adoptou a "câmara da orelha de coelho" concebida por Cambridge para utilização no fémur de coelhos. Após o estudo, tentou retirar estas dispendiosas câmaras dos coelhos e descobriu que não era capaz de as remover. Branemark observou que o osso tinha crescido em tal proximidade com o titânio que aderiu efetivamente ao metal.

Branemark realizou mais estudos sobre este fenómeno, utilizando tanto animais como seres humanos, que confirmaram esta propriedade única do titânio. Leonard Linkow, nos anos 50, foi um dos primeiros a inserir implantes de titânio e de outros metais nos ossos do maxilar. Os dentes artificiais foram depois fixados a estas peças de metal[58] .

Em 1965, Branemark colocou o seu primeiro implante dentário de titânio num voluntário humano. Começou a trabalhar na boca, uma vez que era mais acessível para observações contínuas e havia uma elevada taxa de dentes em falta na população em geral, o que permitia um estudo mais alargado. Designou a aderência clinicamente observada do osso ao titânio como "osseointegração"[59]

Tal como indicado por ATWOOD (1963) CAWOOD & HOWELL! 1988)

- Classe I Pré-extração

- Classe II - pós-extração.

* Classe III - cumeeira arredondada, altura e largura adequadas

- Classe IV - cumeeira em forma de faca, altura adequada, largura inadequada.

- Classe V - Cumeeira de chapéu, altura e largura inadequadas.

- Classe VI - crista deprimida com vários graus de perda óssea basal, que pode ser extensa mas não segue um padrão previsível.

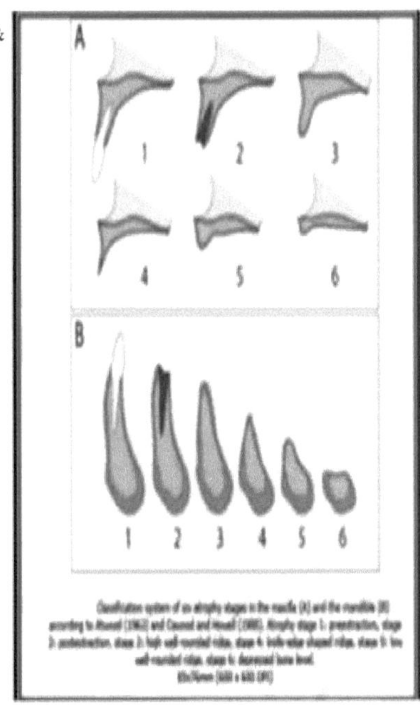

<u>CLASSIFICAÇÃO DA ATROPIA ALVEOLAR</u>

- **<u>TIPO I:</u> Altura óssea residual igual ou superior a 21 mm, medida na altura vertical mínima da mandíbula.**
- **<u>TIPO Ih</u> Altura óssea residual de 16-20 mm medida à menor altura vertical da mandíbula**
- **<u>TIPO III:</u> altura do osso alveolar residual de 11-15 mm medida na altura vertical mínima da mandíbula**
- **<u>TIPO IV:</u> Altura óssea vertical residual igual ou inferior a 10 mm, medida na altura vertical mínima da mandíbula**

Tipos comuns de implantes

1. Implantes em forma de raiz: o tipo de implante mais comum indicado para todas as utilizações. Dentro do tipo de implante em forma de raiz, existem cerca de 18 variantes, todas feitas de titânio, mas com diferentes formas e texturas de superfície. Existem provas limitadas que demonstram que os implantes com superfícies relativamente lisas são menos propensos a peri-implantite do que os implantes com superfícies mais rugosas e não existem provas que demonstrem que qualquer tipo específico de implante dentário tenha um sucesso superior a longo prazo[6].

2. Implante zigomático: um implante longo que pode ancorar no osso da bochecha passando pelo seio maxilar para reter uma prótese superior completa quando o osso está ausente. Embora os implantes zigomáticos ofereçam uma nova abordagem à perda óssea grave no maxilar superior, não foi demonstrado que ofereçam qualquer vantagem sobre o enxerto ósseo em termos funcionais, embora possam oferecer uma opção menos invasiva, dependendo da dimensão da reconstrução necessária[7].

Os implantes de pequeno diâmetro são implantes de baixo diâmetro com uma construção de peça única (implante e pilar) que são por vezes utilizados para retenção de próteses ou ancoragem ortodôntica[8].

A perda de dentes é uma das causas mais comuns da redução da qualidade de vida nos adultos. Os implantes dentários tornaram-se uma opção de tratamento amplamente aceite para pacientes parcial ou totalmente desdentados[60]. A reabilitação dos rebordos severamente atróficos apresenta desafios significativos para a equipa de restauração dentária. A reabilitação de pacientes parcial ou totalmente desdentados com próteses suportadas por implantes tornou-se uma prática comum em medicina dentária, com resultados fiáveis a longo prazo[61] . No entanto, a maxila posterior representa frequentemente um desafio devido à falta de osso devido à reabsorção do rebordo alveolar e à pneumatização do seio maxilar. Para ultrapassar estes problemas, foram propostas diferentes soluções ao longo dos anos, tais como a utilização de implantes curtos[62] , implantes inclinados colocados na maxila anterior[63] , implantes zigomáticos[64] , e procedimentos de elevação do pavimento do seio maxilar e enxertos com osso autógeno ou aloenxertos, xenoenxertos e materiais aloplásticos. Os procedimentos de enxerto do seio maxilar ganharam popularidade nas últimas décadas[65] . A reabilitação de regiões posteriores da mandíbula edêntulas com atrofia severa do rebordo utilizando implantes está sujeita a dificuldades anatómicas, cirúrgicas e biológicas, e constitui também um desafio para a equipa dentária[66] . Os implantes dentários osseointegrados são frequentemente colocados na região posterior da mandíbula, maioritariamente para suporte de próteses restauradoras fixas. Em muitos casos, o osso atrofiou-se de tal forma que não é possível colocar fixações suficientemente longas sem invadir o nervo alveolar inferior (NIA). Nessa situação, as opções de restauração incluem a utilização de fixações curtas, enxerto ósseo onlay para aumentar a altura do rebordo e estudos imagiológicos mais complicados e pormenorizados para permitir o posicionamento de implantes ao lado e não no canal do nervo durante o procedimento[67] . Outra opção é deslocar o NIA lateralmente do seu canal através da lateralização do nervo ou da transposição do nervo68. Foram descritas várias outras técnicas para o aumento do rebordo alveolar mandibular atrófico, incluindo enxerto ósseo em bloco onlay, regeneração óssea guiada, técnica de divisão do rebordo/expansão do rebordo e osteogénese de distração[68] .

3. Implante basal: os implantes basais foram especificamente concebidos para carga imediata. O termo "implante basal" refere-se ao princípio da utilização de áreas de osso basal livres de infeção e reabsorção, e à utilização de áreas de osso cortical.

IMPLANTES ZIGOMÁTICOS

A implantação trans-zigomática é uma técnica inovadora que envolve o posicionamento de dois implantes bilaterais com um comprimento entre 35 mm e 55 mm, que são ancorados no osso zigomático seguindo uma trajetória intrasinusal. Estes implantes, por sua vez, devem ser combinados com um mínimo de dois implantes na parte anterior e fixados com stent através de uma superestrutura protética. Stella e Warner descreveram uma variante da técnica em que o implante é posicionado fora do seio, seguindo o contorno do processo malar, e introduzido no osso zigomático. Esta abordagem evita a necessidade de efetuar uma janela no seio maxilar e facilita a emergência do implante acima da crista alveolar ao nível dos primeiros molares, com uma angulação mais vertical. Os autores consideram que esta variante permite um melhor contacto entre o osso e o implante, com um posicionamento ótimo do implante, e uma melhor evolução pós-operatória. Balshi e Wolfinger relataram o caso de um paciente de 20 anos de idade, com displasia ectodérmica, reabilitado com dois implantes zigomáticos em combinação com quatro implantes anteriores e dois implantes posicionados na região pterigomaxilar, evitando assim a reconstrução maxilar com enxerto. Foi registada uma taxa de sobrevivência de 96-100% para esta modalidade de tratamento. As complicações relatadas associadas aos implantes zigomáticos incluem sinusite pós-operatória, formação de fístula oroantral, hematoma ou edema periorbital e subconjuntival, lacerações labiais, dor, edema facial, parestesia temporária, epistaxe, inflamação gengival e penetração/lesão orbital. Também foram relatadas preocupações pós-operatórias relacionadas à dificuldade de articulação e higiene da fala causadas pela emergência palatina do implante zigomático e seu efeito na supraestrutura da prótese[69] .

IMPLANTES PTERIGÓIDES

Tulasne, em 1989, descreveu a técnica de colocação de implantes nessa região. Segundo ele, o implante pterigomaxilar deve ancorar no processo pterigoide ou mesmo atravessá-lo, evitando a porção posterior do seio e do ducto palatino maior. Para isso, o implante deve ser direcionado posterior, superior e medialmente. O comprimento do implante é normalmente entre 15 mm e 20 mm. Num estudo, Pi publicou os resultados de 177 implantes pterigomaxilares em 136 pacientes, com um seguimento de 1-10 anos. A taxa de sucesso foi de 97,2%[70] . De acordo com vários estudos, a taxa de sucesso desta técnica situa-se entre 88% e 98%[71] .

IMPLANTES CURTOS

Um implante é considerado curto quando apresenta um comprimento < 10 mm. Assim, em situações clínicas com pouca disponibilidade óssea, os implantes curtos são uma modalidade de tratamento viável, simples e alternativa aos procedimentos de enxertia óssea. Além disso, os implantes curtos podem apresentar resultados semelhantes aos dos implantes mais longos. Malo et al. afirmaram que os implantes curtos de 7 mm e 8,5 mm com superfícies modificadas e técnica de colocação adequada quase igualaram as taxas de sucesso dos implantes longos[72] . Rokni et al. avaliaram 199 implantes, com implantes curtos de 5 mm e 7 mm e implantes longos de 9 mm e 12 mm[73] . Os implantes longos mostraram uma maior perda óssea do rebordo alveolar em relação aos implantes curtos. Estudos clínicos mais recentes sobre implantes curtos com superfícies mais rugosas registam taxas de sobrevivência semelhantes às dos implantes em geral[74] .

GRAFITAS

A definição dos requisitos de largura e altura ósseas adequadas para a colocação de implantes baseia-se principalmente na experiência clínica e nos requisitos físicos e mecânicos para o processo de colocação efectiva do implante. A maioria dos clínicos sugere uma largura mínima de 5 mm e uma altura de 7-10 mm de osso. O requisito de altura mínima de 10 mm também é apoiado por vários estudos de sobrevivência de implantes, nos quais foram consistentemente registadas taxas de insucesso mais elevadas para implantes mais curtos[75] . Assim, foram descritos vários procedimentos de aumento do rebordo para melhorar os requisitos de altura e largura, incluindo enxertos em bloco, enxertos particulados e técnicas de expansão do rebordo. A utilização de enxertos ósseos corticocanelares para o aumento do rebordo em implantologia foi relatada pela primeira vez por Breine e Branemark[76] . O osso autógeno tem sido utilizado com sucesso como material de enxerto para aumentar o local e é geralmente considerado o melhor material para a cirurgia de reconstrução óssea. É frequentemente obtido de locais intra-orais, como o mento e a área retromolar, ou de locais extra-orais, como a crista ilíaca anterior ou posterior, a calvária e a tíbia. As fontes extra-orais foram utilizadas principalmente para a reconstrução de arcadas atróficas, com colocação imediata ou retardada de implantes. Embora ainda indicadas para grandes defeitos do rebordo alveolar, as fontes de enxerto extra-orais têm as desvantagens óbvias de uma maior morbilidade e custo. Por conseguinte, foram sugeridos e utilizados locais de enxerto intra-orais para procedimentos de aumento do rebordo em defeitos mais pequenos. A principal vantagem da utilização de osso autógeno está relacionada com as capacidades osteocondutoras e osteoindutoras do enxerto; a desvantagem é a utilização de um local cirúrgico adicional, com o risco de morbilidade da zona dadora. Assim, os substitutos ósseos, como os fosfatos de cálcio, os fosfatos b-tricálcicos e as partículas de vidro bioactivas, os substitutos xenogénicos, como as hidroxiapatitas bovinas (BioOss), e os substitutos alogénicos, como o osso humano desmineralizado liofilizado, têm sido habitualmente propostos e demonstrado serem alternativas adequadas ao osso autógeno. No entanto, uma das principais desvantagens destes substitutos é o longo tempo de cicatrização que é necessário para que os implantes possam ser colocados. O enxerto ósseo, quer seja autógeno ou alógeno, acarreta um risco de complicações que incluem o próprio procedimento de colheita (para enxertos autógenos) e a possibilidade de infeção do enxerto, mau encerramento do retalho, deiscência e reabsorção do enxerto.

Além disso, uma vez que os clínicos procuram frequentemente ferramentas para acelerar a cicatrização, o efeito da utilização de plasma rico em plaquetas (PRP) tem sido estudado com o objetivo de acelerar a regeneração óssea, uma vez que se especulou que os factores de crescimento no PRP poderiam melhorar a cicatrização dos enxertos e contrariar a reabsorção após o aumento[77] . No entanto, Raghoebar et al. e Schaaf et al. demonstraram que não existiam diferenças relevantes na cicatrização dos tecidos moles e do osso entre locais reconstruídos com osso autógeno e osso autógeno misturado com PRP[78] .

Com a necessidade de definir melhorias nas técnicas de aumento ósseo para melhorar a osseointegração dos implantes, a ênfase tem vindo a ser colocada na utilização de materiais de enxerto autólogos, tais como células estaminais pós-natais, para regenerar novo osso[49] .

Foi demonstrado que as células estaminais mesenquimais se diferenciam em osteoblastos quando são introduzidas num ambiente propício à formação de osso. Pieri et al. investigaram se as células estaminais mesenquimais e o PRP semeados num suporte de fluorhidroxiapatite podem melhorar a formação óssea e o contacto osso-implante em enxertos do seio maxilar[49] . Mostraram que o aumento do seio maxilar com células estaminais mesenquimais pode melhorar a formação óssea e a osteointegração de implantes dentários em minipigs. Além disso, McAllister et al. demonstraram que o tratamento com células estaminais mesenquimais tem um efeito positivo na formação óssea[49] .

Além disso, Herten et al. avaliaram a influência de diferentes substitutos ósseos (BioOss) na viabilidade das células estaminais mesenquimatosas da medula óssea humana in vitro e concluíram que a hidroxiapatite (BioOss) suporta a viabilidade celular e permite a proliferação celular[79] . Em estudos recentes com animais, foi demonstrado que a sementeira de BioOss com células estaminais mononucleares derivadas de tecido concentrado não mineralizado pode resultar numa cinética de formação óssea comparável à cinética de formação óssea numa região reconstruída exclusivamente com osso autógeno[80] . Além disso, num estudo in vitro, foram cultivadas células semelhantes a osteoblastos em vários biomateriais aloplásticos utilizados para aumento e reconstrução de defeitos ósseos em cirurgia dentária e craniomaxilofacial, que ofereciam condições adequadas de crescimento e proliferação[81] .

ELEVAÇÃO DO PAVIMENTO SINUSAL

A operação de elevação do seio maxilar tem sido utilizada desde o início dos anos 80 para ganhar altura óssea vertical em regiões atróficas da maxila posterior, antes da colocação de implantes dentários (Boyne e James 1980)[82] . As duas técnicas utilizadas são: A abordagem clássica através de uma janela lateral e para perdas ósseas menos severas, a técnica do osteótomo (Summers Sinus floor elevation).A osteotomia da janela lateral é a técnica mais utilizada e relatada para o aumento do seio, na qual é feita uma fenestração através do osso vestibular, a membrana Schneideriana é libertada da maxila e elevada. Durante este procedimento de elevação, o espaço criado entre o rebordo maxilar residual e a membrana Schneideriana elevada é preenchido com um material de enxerto. Desta forma, é criado um volume ósseo que pode permitir a colocação de implantes, quer em simultâneo com o procedimento de elevação, quando o rebordo residual permite a estabilidade primária do implante, quer numa segunda fase, após a cicatrização do local enxertado. A abordagem lateral ao aumento do seio maxilar é um procedimento bem sucedido, com percentagens de sucesso próximas dos 100%[83] .

Uma alternativa à abordagem da janela lateral (principal) mais comummente utilizada envolve a deslocação apical da crista óssea utilizando a técnica do osteótomo. O procedimento de elevação do pavimento sinusal de Summers, introduzido por Summers (1994), é menos invasivo, consome menos tempo e reduz o desconforto pós-operatório para o doente. O procedimento consiste em elevar a membrana Schneideriana com osteótomos através de uma abordagem crestal, colocando simultaneamente o material de enxerto ósseo e o implante. Após um período de cicatrização de 3-6 meses, os implantes são osseointegrados e ficam rodeados de osso sobre o ápice do implante[84] .

Embora tenham sido relatadas elevadas taxas de sucesso para implantes colocados no seio aumentado, os clínicos registaram várias complicações, incluindo perfuração da membrana do seio, hemorragia excessiva, hematoma, inchaço, quisto maxilar, infeção dos seios enxertados, desenvolvimento de uma fístula oro-antral, laceração do nervo infra-orbital e falha na formação óssea durante e após o aumento do seio49. A sinusite maxilar aguda pós-operatória pode causar falhas no implante e no enxerto. Os casos relatados de sinusite maxilar desenvolvida após o procedimento de elevação estão todos associados às técnicas externas. Pelo contrário, o procedimento interno parece ser um método mais seguro, com raras complicações[85] .

OSTEOTOMIA E REGENERAÇÃO ÓSSEA GUIADA

As várias opções de tratamento concebidas ao longo dos anos para a largura inadequada do rebordo são: aumento da largura através de aumento, expansão óssea e divisão do rebordo.

A osteotomia Le Fort I, proposta pela primeira vez por Obwegeser (1969), foi descrita com precisão por Bell et al. (1977) como a técnica cirúrgica para deslocar a maxila de pacientes edêntulos para frente, possibilitando uma reabilitação protética adequada86. O deslocamento do segmento ósseo resulta no posicionamento de uma porção saudável de osso num local previamente deficiente. É deixada uma câmara de regeneração na localização natural do segmento, que tem uma capacidade natural de cicatrização através do preenchimento com osso em vez de tecido fibroso. Como resultado, o alvéolo, incluindo os componentes ósseos e de tecidos moles, é aumentado num único processo. Esta técnica permite a colocação de implantes de tamanho normal através da crista do rebordo expandido. Este segmento ósseo não é regenerado com tecido enxertado, mas sim com osso nativo, o que constitui uma situação ideal para o tratamento.

A expansão/divisão do osso pode ser efectuada através de osteótomos ou cinzéis. Quando a largura do osso é superior a 3-4 mm, são utilizados osteótomos e quando é inferior a 4 mm, a divisão da crista é efectuada com lâminas afiadas, como cinzéis.

Outra técnica proposta com o objetivo de reconstruir os maxilares reabsorvidos para uma cirurgia de implantes mais bem sucedida foi a técnica de regeneração óssea guiada (ROG), desenvolvida por Dahlin et al. (1989): Os autores demonstraram que uma membrana de barreira permite manter um espaço livre e impede o crescimento dos tecidos moles circundantes, o que poderia perturbar a cicatrização óssea[87] . Muitos estudos demonstraram a previsibilidade da utilização de ambas as técnicas na melhoria do volume ósseo e na redução da reabsorção óssea após enxertos ósseos autólogos ou heterólogos[49] . A combinação de ambas as técnicas, nomeadamente a osteotomia Le Fort I e a ROG, foi tentada pela primeira vez por Stetzer et al. durante um estudo em coelhos; os autores registaram mais 40% de osso novo se o local da osteotomia fosse coberto com uma membrana de barreira do que se não fosse coberto88. A ROG utilizando membranas e enxerto ósseo autógeno é muito menos comum devido a complicações - incluindo a exposição da membrana e deiscência da ferida - em até 45% dos casos[89] .

OSTEOGÉNESE DE DISTRACÇÃO

A osteogénese de distração, descrita pela primeira vez no tratamento de fracturas de ossos longos por Ilizarov[90] , é um procedimento baseado na separação gradual de um segmento ósseo móvel, mas totalmente vascularizado, do osso basal, levando à formação de um calo mole interveniente que se transforma gradualmente em osso maduro. Chin e Toth e Hidding et al. foram os primeiros a relatar a utilização clínica da osteogénese de distração para o aumento do rebordo alveolar. A técnica envolve a libertação de um segmento ósseo (o segmento de transporte) do osso basal, mas mantendo a fixação através do periósteo lingual[91] . Gaggl et al. descreveram uma técnica simplificada para o aumento do rebordo alveolar utilizando "implantes de distração", que não requerem remoção subsequente. Os estudos indicaram que, quando os implantes são bem fixados no osso distraído e no osso basal, sobrevivem tanto tempo como os implantes no osso nativo e também a perda óssea vertical, caso exista, foi semelhante à relatada para os implantes colocados no osso nativo. Embora tenham sido relatadas falhas de implantes em implantes colocados em osso distraído, a maioria dos autores considera que a implantação após distração é uma técnica altamente eficaz e útil[92] .

LATRALIZAÇÃO DO NERVO ALVEOLAR INFERIOR

O reposicionamento do nervo pode servir como uma opção de tratamento viável em mandíbulas severamente reabsorvidas. As vantagens da transposição do NIA incluem a capacidade de colocar fixações longas e de envolver duas corticais para estabilidade inicial. Jensen e Nock foram os primeiros a registar uma transposição do NIA para a colocação de implantes osseointegrados na zona posterior da mandíbula[93] . Em 1992, Rosenquist relatou 10 operações de transposição do NIA com colocação de implantes envolvendo osteotomia do forame mental. Ele relatou disfunção nervosa persistente em 20% das regiões após 6 meses. Ao fim de um ano, a função neurosensorial de todos os 10 nervos mentais era normal[94] . Em 2002, Morrison et al. efectuaram 26 transposições da IAN[95] . Todos os pacientes relataram alterações iniciais na sensação que duraram aproximadamente 1 mês. Quatro pacientes relataram que a mudança na sensação era persistente. Trata-se de uma técnica útil com risco de disfunção neural e lesão do nervo alveolar inferior. Atualmente, a utilização de implantes curtos, os métodos de osteointegração e as novas soluções protéticas que utilizam implantes interforaminais são utilizados em vez da IANT.

DIVISÃO DE CUMEEIRAS

A divisão do osso alveolar e a colocação imediata de implantes foram propostas para pacientes com cristas atróficas graves nas dimensões horizontais. Osborn[96] descreveu a "plastia de extensão", um método em duas fases para dividir e estender a crista alveolar e preencher o espaço expandido com hidroxiapatite ou osso autógeno, enquanto a inserção do implante era efectuada 8-12 semanas mais tarde. Nentwig & Kniha[97] relataram a técnica de divisão óssea em 1986, como um método de uma fase que permitia a extensão da crista alveolar e a inserção do implante ao mesmo tempo. Estas abordagens clássicas foram generalizadas com a utilização de osteótomos. Desde então, foram relatadas várias modificações à técnica clássica, tais como a utilização de cirurgia ultra-sónica ou a técnica de divisão do rebordo por etapas. Chiapasco et al.[98] citam a técnica de osteotomia sagital da maxila anterior com preservação do periósteo do córtex vestibular e vascularização com retalho de meia espessura, afirmando que essa técnica resulta em melhor resultado do que outras técnicas. Simon et al. e Scipioni et al[14] . foram os primeiros a descrever a técnica splitcrest. A vantagem óbvia é a ausência de morbilidade no local do dador associada à colheita de osso autógeno. Vários autores relataram uma taxa de sucesso cumulativa de 5 anos de implantes entre 86% e 99% para o aumento interposicional maxilar. Relativamente ao desenho da osteotomia, Enislidis et al[99] . descreveram uma técnica de divisão do rebordo por fases que pode melhorar a fraca taxa de sucesso da técnica de divisão. Esta técnica reduz o tempo total de tratamento em comparação com os procedimentos de enxerto onlay e evita a necessidade de um local doador. A técnica de divisão modificada da crista proporcionou resultados previsíveis em relação à estabilidade primária e evita a morbilidade relacionada com a colheita de enxerto ósseo autógeno e proporciona um alargamento estável da crista alveolar. Também diminui o risco de necrose do córtex externo e proporciona uma caixa de parede firme para a colocação de enxerto ósseo particulado.

CONCLUSÃO

As opções disponíveis aos cirurgiões dentários para o tratamento das cristas atróficas estão a expandir-se a um ritmo acelerado. Embora qualquer modalidade possa ajudar, muitas vezes uma combinação de abordagens proporciona os resultados mais espectaculares. Enquanto algumas destas técnicas representam refinamentos de ferramentas antigas, outras representam modalidades inteiramente novas. São discutidos aspectos importantes que têm de ser considerados para a colocação de implantes em maxilas e mandíbulas atróficas e são sugeridas opções cirúrgicas e não cirúrgicas. Não há consenso na literatura sobre qual modalidade de tratamento é superior à outra. A decisão de optar por qualquer uma das opções depende, portanto, de factores do paciente e, em última análise, da experiência e competência do médico.

REFERÊNCIAS

1. Misch, Carl E Contemporary Implant Dentistry (5ª edição) St. Louis Missouri: Mosby Elsevier 2007.

2. Greenfield E.J Implantação de pilares artificiais de coroas e pontes. Dental Cosmos. 1913; 55: 364-369.

3. Bothe, R.T.; Beaton, K.E.; Davenport, H.A. Reação do osso a múltiplos implantes metálicos. Surg Gynecol Obstet.1940;71: 598-602.

4. Leventhal, Gottlieb S Titânio - um metal para cirurgia. J Bone Joint Surg Am. 1951; 33 (2): 473-474.

5. Fraunhofer J.A. von Dental materials at a glance (Segunda edição). John Wiley & Sons. 2013; p. 115. ISBN 9781118646649.

6. Newman, Michael; Takei, Henry; Klokkevold, Perry, Carranza's Clinical Periodontology (11ª edição) St: Elsevier Saunders. 2012, ISBN 9781437704167.

7. Esposito M, Murray-Curtis, L Grusovin, Coulthard, P. Worthington, H. V. Intervenções para substituir dentes em falta: diferentes tipos de implantes dentários. Int J Oral Maxillofac Surg. 2007;17(4):815-19.

8. Esposito M, Worthington H. V Intervenções para a substituição de dentes em falta: maxilares dentários. Eur J Oral Implantol. 2010;3(1):7-26.

9. Chen Y, Kyung Factores críticos para o sucesso dos mini-implantes ortodônticos: Uma revisão sistemática. American J of Orthodont and Dentofac Orthopedics. 2009;135 (3): 284-291.

10. Chin M, Toth BA. Osteogénese de distração em cirurgia maxilofacial utilizando dispositivos internos: Revisão de cinco casos. J Oral Maxillofac Surg 1996; 54: 45-53.

11. Saulacic N, Gandara-Vila P, Somoza-Martin M, Garcia-Garcia A. Osteogénese de distração do rebordo alveolar: Uma revisão da literatura. Med Oral 2004; 9: 321-7.

12.   Del Febbro M, Testori T, Francetti L Revisão sistemática das taxas de sobrevivência de implantes colocados no seio maxilar enxertado. Int. J Periodont Rest Dent 2004; 24:565-568.

13.   Jenson OT, Shulman LB, Block MS, Lacono VJ. Relatório da Conferência de Consenso sobre o seio maxilar de 1996. Int J Oral Maxillofac Implants. 1998;13 Suppl:11-45.

14.   Simion M, Baldoni M, Zaffe D, Aumento do maxilar utilizando a colocação imediata de implantes associada a uma técnica de crista dividida e regeneração de tecidos guiada. Int J Periodont Rest Dent 1992; 12: 462-473.

15.   Mayur S. Khairnar, Darshana Khairnar e Kedar Bakshi Osteotomia modificada de divisão do rebordo e expansão óssea para colocação de implantes dentários na zona estética Contemp Clin Dent. 2014;5(1): 110-114.

16.   Scipioni A, Bruschi GB. Calesini G. a técnica de expansão da crista edêntula: estudo histológico e ultrassonográfico de 20 casos clínicos. Int J Periodont Rest Dent 1994; 14:451-459.

17.   Esposito M; Grusovin MG, Rees, Karasoulos, Worthington, HV, Coulthard, P Intervenções para substituição de dentes perdidos: procedimentos de aumento do seio maxilar. J Oral Maxillofac Surg. 2010;17(3):897-99.

18.   Pablo Galindo-Moreno Miguel Padial-Molina Gustavo Avila Complicações associadas à migração de implantes para a cavidade do seio maxilar. Clin. Oral Impl. Res. 2012;23:1152-1160.

19.   Worthington P, Branemark PI. Osseointegração na reconstrução esquelética e substituição de articulações. Cirurgia de osseointegração avançada, aplicações na região maxilofacial. Chicago: Quintessence Publishing Co; 1992. p. 182-8.

20.   Jacques I.J.F, Wismeijer D. Reconstrução num só passo da mandíbula severamente reabsorvida com enxertos ósseos onlay e implantes endósteos. J. Int. de

Cirurgia Oral e Maxilofacial 1996;25(2):112-115.

21.   Mattsson T, Kondell PA, Gynther GW, Fredholm U, Bolin A. Tratamento com implantes sem enxerto ósseo em maxilares edêntulos severamente reabsorvidos. J Oral Maxillofac Surg. 1999;57(3):281-7.

22.   Leonard Krekmanov. Colocação de implantes posteriores mandibulares e maxilares em pacientes com deficiência óssea grave: Um relatório clínico do procedimento. Jornal Internacional de Implantes Orais e Maxilofaciais. 2000;15(5):722-30.

23.   Jong-Jin Suh, Avi Shelemay. Divisão do rebordo alveolar: Uma nova técnica de micro-serra. Int J of periodont & Rest Dent. 2005; 25(2):165-71.

24.   Shou-Yen Kao Reabilitação com implantes do rebordo alveolar anterior severamente traumatizado. Asian J Oral Maxillofac Surg. 2005;17(4):228-234.

25.   Wiltfang J, Schultze S. Aumento de Onlay versus procedimento de elevação do seio maxilar no tratamento de maxilares severamente reabsorvidos: Estudo longitiudinal comparativo de 5 anos. Int. J Oral Maxillofac Surg. 2005;34:885-889.

26.   Zwahlen Taxa de sobrevivência de implantes zigomáticos em maxilares atróficos ou parcialmente ressecados antes da carga funcional: Um relatório clínico retrospetivo. Jornal Internacional de Implantes Orais e Maxilofaciais. 2006; 21(3):413-20.

27.   Rosen A, Gynther G. Tratamento com implantes sem enxerto ósseo em maxilas edêntulas severamente reabsorvidas: um estudo de acompanhamento a longo prazo. J Oral Maxillofac Surg. 2007;65 (5):1010-6.

28.   Barone A, Covani U. Reconstrução do rebordo alveolar maxilar com osso autógeno não vascularizado em bloco: resultados clínicos. J Oral Maxillofac Surg. 2007; 65(10):2039-46.

29.   Matteo Chiapasco, Paolo Casentini, Zaniboni Procedimentos de Aumento Ósseo em Implantologia. Int J Oral Maxillofac Implants. 2007;24:237- 259.

30.   Simon Storgard, Hendrik T. Procedimentos de aumento ósseo em defeitos localizados no rebordo alveolar: Resultados clínicos com diferentes enxertos ósseos e materiais de substituição óssea. Jornal Internacional de Implantes Orais e Maxilofaciais. 2009;24 :218-36.

31.   Laster Z, Cohen G, Nagler R. Uma nova técnica para o aumento ósseo vertical na região pré-maxilar. J Oral Maxillofac Surg. 2009;67(12):2669-72.

32.   Nissan J, Ghelfan O, Mardinger O, Calderon S, Chaushu G. Eficácia do aumento de aloenxerto de bloco esponjoso antes da colocação de implantes na mandíbula atrófica posterior. Clin Implant Dent Relat Res. 2009;13(4):279-85.

33.   Att W. Eficácia do aumento de aloenxerto de bloco esponjoso antes da colocação de implantes na mandíbula atrófica posterior. J de Periodont. 2009;76 (8):1237-1251

34.   Matteo Chiapasco e Marco Zaniboni Métodos para tratar a maxila posterior edêntula: implantes com enxerto de seio. J of Oral and Maxillofac Surg. 2009, 67(4):867-71.

35.   Ole T. Jensen Marginal Bone Stability Using 3 Different Flap Approaches for Alveolar Split Expansion for Dental Implants-A 1-Year Clinical Study. J of Oral and Maxillofac Surg: 2009 67(9):1921-30.

36.   Nystrom, Nilson Um acompanhamento de 9-14 anos de enxerto ósseo onlay na maxila atrófica. J. Int. de Cirurgia Oral e Maxilofacial, 2009; 38(2) :111-11.

37.   Mario Fernando Munoz-Guerra. Osteotomia Le Fort I, Sinus Lift Bilateral e Enxerto Ósseo Inlay para Reconstrução da Maxila Severamente Atrófica: Uma Nova Visão da Técnica Sanduíche, Utilizando Raspadores Ósseos e Piezocirurgia. J Of Oral and Maxillofac Surg. 2009;67(3): 613-618.

38.   Dong-Seok Sohn Técnica de Expansão da Crista Lateral Imediata e Retardada na Crista Mandibular Posterior Atrófica. J of Oral and Maxillofac Surg 2010;

68(9):2283-2290.

39.   Ewoud L. van der Mark Reconstrução de uma maxila atrófica: comparação de dois métodos. British J of Oral and Maxillofac Surg 2010 ;49 (3): 198-202.

40.   Lakshman Dene, Spyridon Condos Expansão do rebordo e colocação imediata de implantes na zona estética. NYSDJ. março de 2010; 28-31.

41.   Gonzatez R, Osteotomia de divisão alveolar para o tratamento da atrofia maxilar de crista estreita grave: Uma técnica modificada. Int J of Oral and Maxillofac Surg. 2011;40(1):57-64.

42.   Ching Lin, Hsin-Ju, Dene L e Condos S Expansão do rebordo e colocação imediata de implantes na zona estética Int J of Oral and Maxillofac Surg 2011;40 (3): 446-447.

43.   Brugnami F, Caiazzo A Cirurgia de crista dividida sem retalho e assistida por piezocirurgia para a preparação do local do implante. J Maxillofac Oral Surg. 2014; 13(1): 6772.

44.   Pal U S, Nanda Kishor Sharma Procedimento de elevação direta vs. indireta do seio maxilar: Uma comparação. Natl J Maxillofac Surg. 2012; 3(1): 31-37.

45.   Esfahanizadeh N, Rokn AR Comparação da janela lateral e da técnica de osteótomo no aumento do seio maxilar: Avaliação histológica e histomorfométrica. J Dent. 2012;9(3):237-246.

46.   Chandana Nair, Bharthi S. Basal Implants-A Panacea For Atrophic Ridges (Implantes basais - uma panaceia para cumes atróficos). Jornal de Ciências Dentárias e Reabilitação Oral. maio de 2013;1-4.

47.   Lorean, Kablan, Mazor, E. Mijiritsky, P. Russe, H. Barbu. Transposição e reposicionamento do nervo alveolar inferior para colocação de implantes dentários em mandíbulas edêntulas ou parcialmente edêntulas: um estudo retrospetivo multicêntrico. Int J Oral Maxillofac Surg, 2013;42(5): 656-659.

48.	Aparicio C Implantes zigomáticos colocados utilizando a abordagem guiada pela anatomia zigomática versus a técnica clássica: Uma Proposta de Sistema para Relatar o Diagnóstico de Rinossinusite. Clin Imp Dent and Related Research, 2013;16(5):627-42.

49.	Prithviraj, Vashisht R, Bhalla HK, Shruthi Prithvi, Suresh P, Deeksha Sharma Uma revisão das opções de gestão para a reabilitação da maxila atrófica posterior com implantes. J of Dent Implants. 2013; 3(1):35-41.

50.	Giulio Gasparini, Roberto Boniello, Gianmarco Saponaro, Tito Matteo Marianetti, Enrico Foresta, Andrea Torroni Acompanhamento a Longo Prazo na Transposição do Nervo Alveolar Inferior: A nossa experiência. BioMed Research Int . 2014;1- 7.

51.	Alexander T. Sverzut, Danillo C. Rodrigues.Acompanhamento a longo prazo da transposição do nervo alveolar inferior: J Oral Implant. 2014; 41 (3): 326-331.

52.	Vetromilla BM, Moura LB, Sonego, Torriani MA, Chagas OL, Complicações associadas ao reposicionamento do nervo alveolar inferior para colocação de implantes dentários: uma revisão sistemática. Int J Oral Maxillofac Surg. 2014;43 (11):1360-6.

53.	Ramanuj C Tandel, Devashri Parikh, Babu Parmar. Levantamento indireto do seio maxilar para implante de um único dente: Um estudo clínico. Int J of Scientific Study, 2015; 11(2): 598-602.

54.	Greenfield EJ. Actividades osteoblásticas associadas à implantação de uma raiz artificial. Boletim da Sociedade Dentária do Estado de Iowa. 1915;1:1-5.

55.	Greenfield E.J, Cleste M. Uma breve perspetiva histórica sobre os implantes dentários, os seus revestimentos de superfície e tratamentos. Open Dent J. 2014; 8: 5055.

56.	Zilberman Y, Peter G, Bothe, Beaton, Robert S. Adaptação do osso à carga contínua de implantes endósseos rígidos. AJO-DO. 1984; 86(2): 95111.

57.   Leventhal, Gottlieb S Titanium a metal for surgery. J Bone Joint Surg Am.1951; 33 (2): 473-474.

58.   Leonard I. Linkow, Per-Ingvar Brânemark Pioneiros da Implantologia Dentária. J of Oral Maxillofac Surg. 2012;8(4): 567-9.

59.   Porter JA, von Fraunhofer JA. Sucesso ou fracasso dos implantes dentários? Uma revisão da literatura com considerações sobre o tratamento. Gen Dent. 2005;53(6):423-32.

60.   Wang HL, Al-Shammari K. Classificação da deficiência da crista do HVC: Uma classificação orientada para a terapêutica. Int J Period Rest Dent. 2002;22:335-43.

61.   Marx RE, Carlson ER, Eichstaedt RM, Schimmele SR, Strauss JE, Georgeff KR. Plasma rico em plaquetas: Aumento do fator de crescimento para enxertos ósseos. Oral Surg Oral Med Oral Pathol Oral Radiol Endod. 1998;85:638-46.

62.   Ten Bruggenkate CM, Asikainen P, Foitzik C Implantes dentários curtos (6 mm) não submersos: Resultados de um ensaio clínico multicêntrico de 1 a 7 anos. Int J Oral Maxillofac Implants 1998;13:791-94.

63.   Krekmanov L, Kahn M, Rangert B Inclinação de implantes mandibulares e maxilares posteriores para um melhor suporte da prótese. Int J Oral Maxillofac Implant. 2000;15:405-407.

64.   Hirsch J, Ohrnell LO, Henry P Uma avaliação clínica da fixação do zigoma: Um ano de acompanhamento em 16 clínicas. J Oral Maxillofac Surg. 2007; 65: 2033-2037.

65.   Esposito M,Grusovin MG, Willings MTA eficácia da carga imediata, precoce e convencional de implantes dentários: Uma revisão sistemática Cochrane de ensaios clínicos controlados e aleatórios. Int J Oral Maxillofac Implant 2007;22: 893-95.

66.   Del Fabbro M, Testori T, Francetti L Revisão sistémica das taxas de sobrevivência de implantes colocados no seio maxilar enxertado. Int J Periodont Rest

Dent 2004; 24: 565-568.

67.   Hirsch JM, Branemark PI. Estabilidade da fixação e função do nervo após transposição e lateralização do nervo alveolar inferior e instalação da fixação. Br J Oral Maxillofac Surg 1995;33:276-81.

68.   Chrcanovic BR, Custodio AL. Transposição lateral do nervo alveolar inferior. J Oral Maxillofac Surg 2009;13:213-19.

69.   Levin L. Nitzan D, Schwartz-Arad D. Sucesso de implantes dentários colocados em enxertos ósseos intra-orais em bloco. J de Periodont. 2007;78:18-21.

70.   Block MS, Haggerty CJ, Fisher GR. Opções de implantes não enxertáveis para restauração da maxila edêntula. J Oral Maxillofac Surg 2009;67:872-81.

71.   Sorni M, Guarinos J, PenarrochaM. Implantes em contrafortes anatómicos do maxilar superior. Med Oral Patol Oral Cir Bucal 2005;10:163-8.

72.   Worthington P, Branemark PI. Osseointegração na reconstrução esquelética e substituição de articulações. Advanced osseointegration surgery, applications in the maxillofacial region. Quintessence Publishing Co; 1992. p. 182-8.

73.   Raviv E, Turcotte A, Harel-Raviv M. Implantes dentários curtos em altura óssea alveolar reduzida. Quintessence Int 2010:41:575-9.

74.   Rokni S, Todescan R, Watson P, Pharoah M, Adegbembo AO, Deporter D. Uma avaliação dos rácios coroa/raiz com implantes curtos sinterizados com superfície porosa que suportam próteses em pacientes parcialmente edêntulos. Int J Oral Maxillofac Implants 2005;20:69-76.

75.   Sonego, Torriani MA, Chagas OL Complicações associadas ao reposicionamento do nervo alveolar inferior para colocação de implantes dentários: uma revisão sistemática. Int J Oral Maxillofac Surg. 2014;43(11):1360-6.

76.   Fugazzotto PA, Branemark, Breine, Beagle JR, Ganeles J, Jaffin R, Vlassis J, Kumar A. Taxas de sucesso e insucesso de implantes de 9 mm ou mais curtos na

substituição de molares maxilares em falta quando restaurados com coroas individuais: Resultados preliminares de 0 a 84 meses em função. Um estudo retrospetivo. J Periodontol 2004;75:327-32.

77.   Van Steenberghe D, Lekholm U, Bolender C, Folmer T, Henry P, Herrmann I, et al. Aplicabilidade de implantes orais osseointegrados na reabilitação de edentulismo parcial: Um estudo prospetivo multicêntrico com 558 fixações. Int J Oral Maxillofac Implants 1990; 15:272-81.

78.   Raghoebar GM, Timmenga NM, Reintsema H, Stegenga B, Vissink A. Enxerto de osso maxilar para inserção de implantes endósseos: Resultados após 12124 meses. Clin Oral Implant Rest. 2001;12: 279-86.

79.   Wang HL, Al-Shammari K. Classificação da deficiência da crista do HVC: Uma classificação orientada para a terapêutica. Int J Period Rest Dent. 2002;22:335- 43.

80.   Marx RE. Filosofia e particularidades do enxerto ósseo autógeno. Oral Maxillofac Surg Clin N Am. 1993;5:599-612.

81.   Herten M, Rothamel D, Schwarz F, Friesen K, Koegler G, Becker J. Efeitos in vitro dependentes da superfície e não dependentes da superfície dos substitutos ósseos na viabilidade celular. Clin Oral Implants 2009;13:149-55.

82.   Boyne, Gutwald R, Haberstroh J, Kuschnierz J, Kister C, Lysek DA, Maglione M, Células estaminais mesenquimais e inorgânicas. Clin Oral Implants 2000; 11: 455-58.

83.   Schwarz F, Friesen K, Koegler G. Aumento do fator de crescimento para enxertos ósseos. Clin Oral Implants 2000; 44: 449-52.

84.   M Piattelli, Summers, Favero GA, A Scarano Mineral ósseo bovino no aumento do seio maxilar: Comparação com o aumento com osso autólogo em ovelhas adultas. Br J Oral Maxillofac Surg 2010;48:285-90.

85.   Schmitt SC, Wiedmann-Al-Ahmad M, Kuschnierz J, Al-Ahmad A, Huebner

U, Schmelzeisen R Estudo comparativo in vitro da proliferação e crescimento de células semelhantes a osteoblastos bovinos em vários biomateriais aloplásticos fabricados para aumento e reconstrução de defeitos tecidulares ou ósseos. J Mater Sci Mater Med 2008;19:1441-50.

86.	Obswegeser, Bell Regeneração óssea guiada com enxertos autógenos em bloco aplicados à osteotomia LeFort I para tratamento de maxilares severamente reabsorvidos. Clin Oral Implants Rest 2012;4:89-92.

87.	Gray CF, Dahlin, Redpath TW, Bainton R, Smith FW. Avaliação por ressonância magnética de uma operação de elevação do seio maxilar utilizando celulose reoxidada (Surgicel) como material de enxerto. Clin Oral Implants Res 2001;12:526-30.

88.	Stetzer, Alkan A, Celebi N, Baş B. Sinusite maxilar aguda associada a elevação do seio interno: Relato de um caso. Eur J Dent 2008;2:69-72.

89.	Nedir R, Bischof M, Vazquez L, Nurdin N, Szmukler-Moncler S, Bernard JP. Técnica de elevação do pavimento sinusal com osteótomo sem material de enxerto: Resultados de 3 anos de um estudo piloto prospetivo. Clin Oral Implants Rest. 2009;20:701-7.

90.	Ilizarov GA. Aplicação clínica do efeito tensão-esforço no alongamento dos membros. Clin Orthop Relat Res 1990;250:8-26.

91.	De Santis D, Trevisiol L, D'Agostino A, Cucchi A, De Gemmis A, Nocini PF. Regeneração óssea guiada com enxertos autógenos em bloco aplicados à osteotomia LeFort I para o tratamento de maxilares severamente reabsorvidos: Um estudo prospetivo de 4 a 6 anos. Clin Oral Implants Rest. 2012;23: 60-9.

92.	Chin M, Toth BA. Osteogénese de distração em cirurgia maxilofacial utilizando dispositivos internos: Revisão de cinco casos. J Oral Maxillofac Surg 1996;54:45-53.

93.	Jensen O, Nock D. Reposicionamento do nervo alveolar inferior em conjunto com a colocação de implantes osseointegrados: relato de um caso. Oral Surg Oral Med Oral Pathol 1987; 63: 263-8. 95. 96.

94.	Rosenquist B. Colocação de fixador posterior ao forame mental com transposição do nervo alveolar inferior. Int. J. Oral Maxillofac Implants 1992; 7:45-50.

95.	Ramos B, Morrison. Transposição lateral do nervo alveolar inferior Oral and Maxillofac Surg. 2009; 13(4):213-219.

96.	Osborn JF. Alveoloplastia de extensão: Novos procedimentos cirúrgicos para o tratamento do colapso alveolar e da atrofia do rebordo alveolar residual. Quintessenz. 1985;36(1):9-16.

97.	Nentwig GH, Kniha H. técnica de divisão do osso alveolar e regeneração de tecido guiada. Int J Period Rest Dent 1999;14: 789-94.

98.	Chiapasco M, Romeo E, Vogel G. Reconstrução tridimensional de maxilares edêntulos em ponta de faca por elevação do seio, enxertos onlay e osteotomia sagital do maxilar anterior: resultados cirúrgicos e protéticos preliminares. Int J Oral Maxillofac Implants 1998; 13: 394-399.

99.	Gonza R, Monje, Enislidis, Moreno C Osteotomia de divisão alveolar para o tratamento da atrofia maxilar de crista estreita grave: uma técnica modificada. Int J Oral Maxillofac Surg. 2011;40: 57-64.

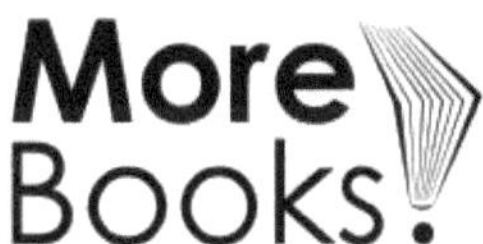

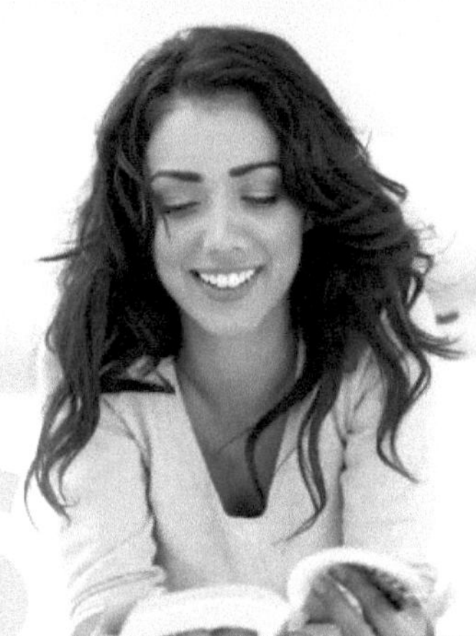

I want morebooks!

Buy your books fast and straightforward online - at one of world's fastest growing online book stores! Environmentally sound due to Print-on-Demand technologies.

Buy your books online at
www.morebooks.shop

Compre os seus livros mais rápido e diretamente na internet, em uma das livrarias on-line com o maior crescimento no mundo! Produção que protege o meio ambiente através das tecnologias de impressão sob demanda.

Compre os seus livros on-line em
www.morebooks.shop

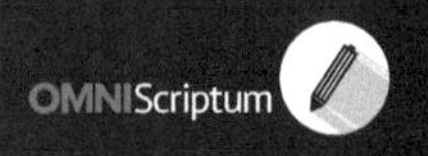

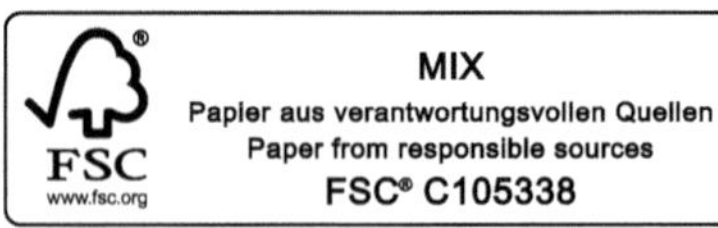

Printed by Books on Demand GmbH, Norderstedt / Germany